DOCTEUR A. THERRE

MÉDECIN-CHEF DE LA MATERNITÉ DE L'HOPITAL DE VICHY

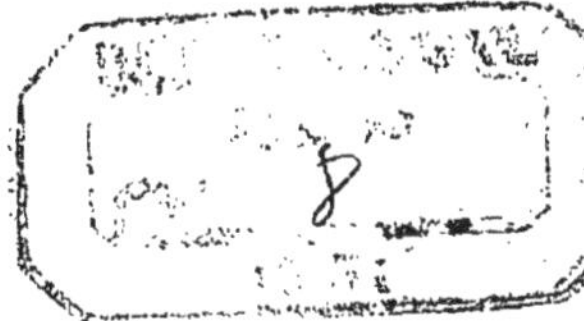

Vichy médical

Vue d'ensemble de la Station

Les spécialisations de la Cure hydrominérale

MOULINS
IMPRIMERIE CRÉPIN-LEBLOND
1919

VICHY MÉDICAL

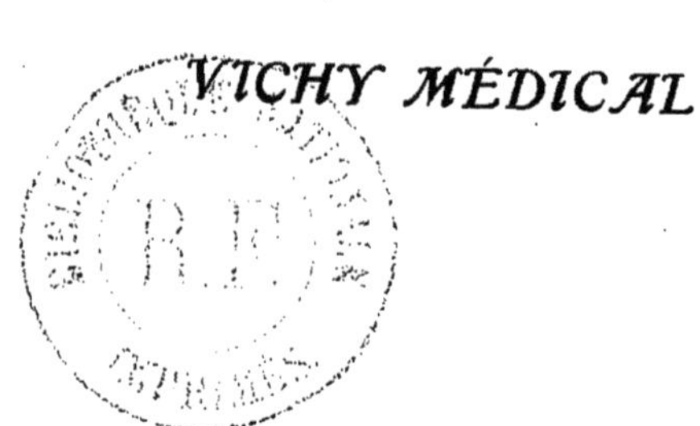

DU MÊME AUTEUR

Des Applications des Eaux de Vichy dans les Maladies utérines et dans la Grossesse pathologique.
Paris, 1908. A. Maloine, éditeur.

—

Formule hemo-leucocytaire et tension artérielle de la Chèvre en état de lactation physiologique.
Extrait des comptes rendus des séances de la Société de Biologie. Séance du 10 juillet 1909, t. LXVII, p. 78.

—

Etude du Lait de la Chèvre en période de lactation physiologique.
Extrait des comptes rendus des séances de la Société de Biologie. Séance du 17 juillet 1909, t. LXVII, p. 209.

—

Influence de la Cure de Vichy sur la formule hemo-leucocytaire et la tension artérielle de la Chèvre, en état de lactation physiologique.
Extrait des comptes rendus de la Société de Biologie. Séance du 31 juillet 1909, t. LXVII, p. 339.

—

Influence de la Cure de Vichy sur le Lait de la Chèvre en pleine période de lactation physiologique.
Extrait des comptes rendus de la Société de Biologie. Séance du 4 décembre 1909, t. LXVII, p. 667.

—

Etude expérimentale de l'action des Sources chaudes de Vichy sur la tension artérielle.
Extrait de la *Revue de Médecine*, Paris, 1910. Félix Alcan, éditeur.

—

La Fièvre thermale.
Paris, 1912. A. Maloine, éditeur.

—

Le Traitement hydrominéral de la Colique hépatique calculeuse.
Extrait de la *Revue de Médecine*, Paris, 1914. Félix Alcan, éditeur.

DOCTEUR A. THERRE

MÉDECIN-CHEF DE LA MATERNITÉ DE L'HOPITAL DE VICHY

Vichy médical

Vue d'ensemble de la Station

Les spécialisations de la Cure hydrominérale

MOULINS

IMPRIMERIE CRÉPIN-LEBLOND

1919

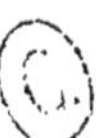

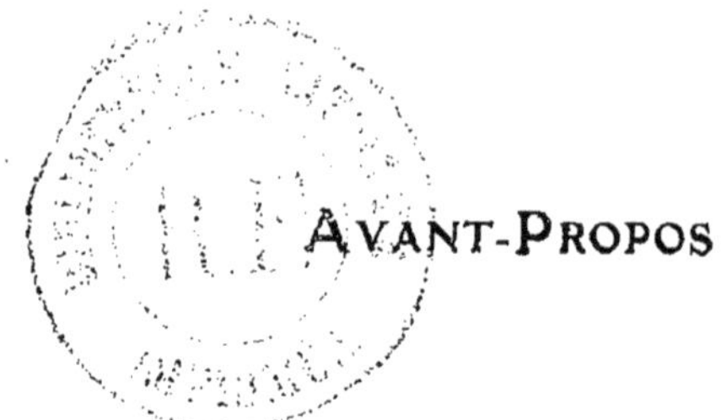

Avant-Propos

Les publications qui ont pour objet d'établir les indications de la cure de Vichy sont si nombreuses qu'il ne semble pas qu'une nouvelle étude de vulgarisation sur le sujet puisse avoir d'utilité. Cependant, combien de malades sont envoyés indifféremment chaque année à Vichy par défaut, sans doute, de connaissance exacte de ses spécialisations médicales !

Si on cherche la cause de cette erreur du médecin qui envoie son malade aux eaux, il suffit d'être de bonne foi pour la trouver dans le discrédit où la médecine hydrominérale est restée auprès de lui jusqu'à ces dernières années et ne la lui a fait considérer que comme une thérapeutique banale et empirique dans le sens péjoratif du mot.

A plus d'un, la thérapeutique hydrologique n'est apparue digne de solliciter son attention que du jour où il a fallu lui demander pour un des siens une guérison vainement attendue de la thérapeutique générale.

Pour dire toute la vérité, ce dédain inexprimé, mais visible, n'est-il pas partagé par quelques hydrologues eux-mêmes, aux yeux de qui la science hydrologique ne rencontre qu'indifférence, ou ne se recommande que par son côté commercial ?

Au fond, la cause secrète de ce scepticisme souriant réside dans l'absence d'enseignement officiel de la clinique hydrominérale en France et dans la reconnaissance de ce fait que tout ce qui n'est pas officiel est difficilement accepté chez nous.

Tandis que cet enseignement est magistralement organisé et puissamment favorisé par l'Etat en Allemagne, qu'une même chaire d'hydrologie compte un géologue, un physicien, un chimiste, un biologiste, un médecin, disposant de laboratoires les plus complets, que le nombre des chaires d'hydrologie est de plus en plus répandu dans les Facultés de médecine, c'est à peine si, en France, on en reconnaît officieusement deux ou trois avec dotation d'installations et de moyens d'étude très limités.

Aussi, n'est-il pas humiliant d'étaler sous les yeux du lecteur la statistique comparée de l'exploitation commerciale des eaux minérales de France et d'Allemagne, dont les richesses, cependant, dépassent de beaucoup chez nous celles de notre rivale. Pendant que, en 1904, cette exploitation atteignait, en Allemagne, un demi-milliard; en 1914, un milliard; en France, elle rapportait en 1904, quatre-vingt-dix millions; en 1914, cent cinquante millions.

Quelle leçon à tirer pour notre lendemain d'après guerre!

Le temps n'est plus où le médecin peut se désintéresser de la thérapeutique hydrominérale. Aujourd'hui, on peut dire que, du plus grand maître au plus modeste praticien, aucun d'eux ne doute plus que les cures thermales sont un des plus puissants moyens de la thérapeutique.

De leur côté, les médecins d'eaux s'efforcent, de plus en plus, de sortir du domaine de l'empirisme et d'utiliser les ressources de la science moderne, chimie biologique, physiologie et pathologie expérimentales pour pénétrer le mystérieux *quid divinum* des anciens et apprécier l'action de la cure sur les fonctions des différents organes.

Cette publication n'a d'autre prétention que de contribuer à exposer, d'après une longue expérience des eaux de Vichy, au praticien, qui a besoin d'être renseigné avec rapidité et facilité, les indications et les contre-indications de la cure et de son action sur l'organisme.

Au moment où, pour concurrencer les stations rivales à l'étranger, l'on tend chez nous à créer un mouvement d'opinion favorable à la spécialisation des stations françaises, il eût été incontestablement préférable, si la tâche avait été possible, de préciser, en une formule-équation, l'indication fondamentale de la cure de Vichy. Mais Vichy offre un champ d'application trop vaste, pour se prêter à une codification aussi sommaire. Et soutenir aujourd'hui, comme on l'a fait longtemps, qu'on doit y envoyer indifféremment tous les malades atteints d'une affection de la moitié sous-diaphragmatique du corps, c'est émettre un jugement qui, pour renfermer une vérité utile à la grande majorité d'entre eux, n'en contient pas moins une erreur dangereuse pour un grand nombre d'autres. C'est pourquoi il m'a paru que ce serait faire œuvre plus utile, de placer cette étude pratique sur le terrain de la véritable thérapeutique hydrominérale.

L'emploi de l'eau minérale doit être formulé comme celui de tout autre médicament ; et c'est, pour le médecin, qui veut guider opportunément le malade dans le choix d'une station thermale, une obligation de connaître les propriétés thérapeutiques et les résultats généraux de la cure qu'il conseille, au même titre que se recommande à son instruction de clinicien, l'étude de la pharmacothérapie.

Le prodigieux essor qu'a pris Vichy, dans les trente dernières années d'avant-guerre, rendait non seulement légitime mais nécessaire, pour présenter une étude d'actualité sur sa prospérité, de faire précéder l'exposé des divers éléments qui permettent d'établir les spécialisations de la cure hydrominérale et d'en fixer les indications et les contre-indications, d'un aperçu historique de la station thermale, de l'ensemble des progrès qui y ont été réalisés dans le domaine de l'hygiène, de la mise en valeur des ressources thérapeutiques qu'offrent ses eaux et de la marche du développement démographique et économique qu'elle a atteinte pendant cette période trentenaire. De ces considérations est née l'idée de la division de ce livre en deux parties, bien que les modestes proportions de son cadre n'en forment, en définitive, qu'un simple guide médical pour le clinicien.

PREMIÈRE PARTIE

Vue d'Ensemble de la Station

CHAPITRE PREMIER

Aperçu historique

SITUÉ au centre de la France, sur la rive droite de l'Allier, à moins de cent lieues de Paris, Vichy est une station thermale de fondation romaine, dont les sources d'eaux minérales furent certainement exploitées dans les premiers siècles de l'ère chrétienne. A l'époque gallo-romaine il s'appelle « Aquis Calidis » et jouit d'une grande splendeur, si on en juge par les découvertes archéologiques qui ont été faites un peu partout et principalement dans le quartier du Moûtier et les rues Callou et Rambert. Le grand nombre de figurines, poteries, cippes, mosaïques, monnaies qui ont été trouvés ; une piscine romaine et la voie romaine de Clermont à Autun, franchissant l'Allier en vue même de Vichy, en sont d'irrécusables témoins. Au commencement du Moyen Age, le nom de Vichy est substitué à celui d'Aquis Calidis et cette station a conservé ce nom et l'a fait connaître du monde entier. Mais sa prospérité est paralysée pendant toute la période des invasions barbares et ne renaît qu'au XIIIe siècle.

Une famille seigneuriale, qui porte le nom du château de Vichy, le cède, en 1344, à Pierre de Bourbon.

Les Bourbons agrandissent Vichy, l'entourent de murailles et y fondent le couvent des Célestins. Par la confiscation des biens du connétable de Bourbon, Vichy revient à la couronne ; mais pendant les guerres de religion, il est plusieurs fois assiégé, incendié, pillé et enfin démantelé à la paix.

Quant à l'histoire médicale de la grande station française elle ne commence qu'à la seconde moité du XVIe siècle, avec Nicolas de Nicolay, géographe ordinaire du roi, lequel consacre un passage à la description des eaux minérales qu'elle renferme, et donne un dessin fort suggestif représentant les bains en 1569.

Au commencement du XVIIe siècle, Jean Banc, médecin à « Molins en Bourbonnais », appelle, par la publication de son livre, *Des Merveilles des Eaux minérales*, l'attention sur la Source des Célestins et présage à Vichy un brillant avenir à cause de la multiplicité de ses fontaines et de la chaleur de ses eaux. Il avait la claire vision de sa destinée.

En 1636, Claude Maréchal publiait une étude assez étendue sur la physiologie des Eaux de Vichy, en Bourbonnais, et leurs effets thérapeutiques, soit en bain, en douche, soit en boisson. Cette petite brochure contribua, dans une certaine mesure, à faire sortir cette station de l'état d'infériorité dans lequel elle se trouvait vis-à-vis de ses voisines.

A peu près à la même date, Louis XIII faisait construire un modeste établissement balnéaire désigné sous le nom de « Maison du Roy ». C'est ce don royal, fait aux indigents, qui est l'origine du majestusux établissement thermal actuel. On put alors venir se soigner, car il y avait deux baignoires, une douche et deux piscines à ciel ouvert. Mais la célébrité de Vichy ne commença réellement qu'avec les séjours de Madame de Sévigné, en 1676 et 1677. Depuis cette époque, sa célébrité n'a fait que grandir. Deux Intendants des Eaux, Fouet (1679) et Chomel (1734), la portèrent très haut, grâce à leur œuvre médicale et administrative. Cependant, jusqu'au début du XVIIIe siècle, il n'y avait guère que les personnes riches ou aisées qui vinssent suivre un traitement à Vichy, à cause de l'élévation des frais de déplacement. Les lettres patentes du 23 mars 1716, en accordant à l'Hospice 18 deniers par trois chopines d'eau minérale exportées, permit aux indigents de bénéficier des mêmes avantages.

Cette redevance, qui constitue maintenant le « droit du sou par bouteille », a rendu réalisables les grandioses transformations projetées par l'Administration hospitalière.

La cure, durant l'été de 1785, des tantes de Louis XVI, Mesdames Adélaïde et Victoire de France, fut le signal de travaux importants. La Maison du Roy était tombée dans un état de délabrement lamentable. Par leur ordre, l'architecte Janson dressa un plan de reconstitution de l'établissement et l'aile nord put être élevée en peu de temps (1787). Sur la demande de la Société royale de médecine, l'établissement ajouta à l'installation des bains et douches de la Maison du Roy, celle des douches intestinales et inaugura une canalisation d'eau commune pour permettre de la mélanger directement à l'eau minérale du bain. Cette importante amélioration rendit inutile l'emploi des porteurs qui allaient chercher cette eau aux fontaines voisines et qui, par leurs allées et venues, encombraient l'établissement. Mais elle marqua surtout le début de l'ère des perfectionnements dans notre outillage hydriatique qui, depuis cette époque, n'a cessé de s'enrichir de toutes les découvertes et inventions dans le domaine des sciences pratiques et de l'hygiène.

L'empereur Napoléon Ier, dont le génie embrassait tout, ne se désintéressa pas de Vichy pendant le cours de son règne. Il fit continuer les travaux de l'établissement, confiés à l'architecte Janson, et qui avaient été interrompus par la Révolution de 1789. En 1810 et 1812 (décrets de Fontainebleau du 5 novembre 1810 et de Gumbinnen (Russie), du 20 juin 1812), il créa le beau parc dans lequel se trouvent actuellement le Palais des Sources et le Casino et subventionna généreusement la ville pour dégager les bains et les sources des masures qui les environnaient, reliant ainsi, par une promenade ombragée, l'Etablissement, la Source de l'Hôpital et l'Hôpital thermal. Enfin, il agrandit quelque peu l'établissement devenu chaque année plus insuffisant.

Malgré les donations royales, le premier Etablissement thermal important date seulement de 1821. Il est construit par l'architecte Roze Beauvais, grâce à l'influence de Madame la duchesse d'Angoulême, venue se soigner à Vichy à sa rentrée en France (1814).

De l'Etablissement de 1787 le nouvel Etablissement ne respectait que la galerie nord.

Mais Vichy n'est devenu la ville d'eaux mondiale qu'après le séjour qu'y fit Napoléon III pendant les saisons thermales de 1861 à 1866. La gare, le pont sur l'Allier, le barrage, l'église Saint-Louis, l'ancienne prise d'eau, l'ancien hôtel de ville, le nouveau Parc, cette merveille d'art qui semble être l'œuvre d'un Lenôtre, resteront des témoins des libéralités impériales. L'impulsion imprimée par le souverain fut puissamment secondée par l'initiative hardie de la Compagnie fermière du domaine de l'Etat ; et par la création du Casino, édifié et décoré avec un goût parfait et inauguré en 1865, fut changée la physionomie de la ville, qui devint l'une des plus élégantes et des plus fréquentées stations de l'Europe.

La guerre de 1870 ne ralentit qu'accidentellement l'extension de Vichy et son ère de prospérité.

Les créations et embellissements exécutés par la Compagnie fermière aussitôt après le renouvellement de son bail avec l'Etat et, en même temps, les réfections et constructions d'hôtels et de villas réunissant tout le luxe et le confort désirables réalisées par les particuliers que stimulait une clientèle toujours croissante et des plus distinguées, ont porté Vichy à l'apogée de son développement et au comble de sa renommée [1].

(1) Si amples que paraissent ces renseignements, ils ne donnent qu'une idée incomplète de l'histoire de Vichy. Le lecteur, désireux de se renseigner à fond, devra consulter la remarquable *Histoire des Eaux minérales de Vichy* publiée (Paris, G. Steinheil, 1906 et années suivantes), par MM. A. Mallat et J. Cornillon, avec une érudition consommée et une documentation aussi abondonte que rigoureuse.

CHAPITRE II

Voies d'Accès — Climat — Hygiène
Vieux et nouveau Vichy

VOIES D'ACCÈS

VICHY est desservi par la ligne du Bourbonnais du P.-L.-M. La distance de Paris est franchie en 7 heures. A la période du Concours hippique et du Grand Prix, le trajet en est effectué par train de luxe, en 5 heures.

En outre, les communications directes avec Genève, Lyon, Nantes, Le Croisic, Tours, Barcelone, Irun et des communications rapides avec toutes les grandes villes de France, favorisent aux étrangers comme aux Français, les déplacements vers la station balnéaire pour les séjours d'été.

CLIMAT

L'altitude de Vichy à 264 mètres au-dessus de la mer, les conditions géologiques de son sol composé d'alluvions anciennes, sablonneuses, très perméables ; sa situation dans une vallée ouverte au Midi, bordée au Nord par un ruisseau, le Sichon, à l'Ouest par une rivière, l'Allier, le plus important cours d'eau de la France centrale, et environnée à l'Est par des collines recouvertes de vignes et de bois, contreforts des monts du Forez : tout cet ensemble harmonieux de la nature dans ses éléments telluriques, vaut à la station un milieu atmosphérique un peu humide, parfois orageux, mais doux et salubre, excellent pour exercer une influence sédative sur les éréthismes nerveux.

Le printemps et l'automne présentent ordinairement

une longue série de beaux jours. Les matins et les soirs sont frais, mais les journées sont belles et ensoleillées. Cet état de la température permet des cures précoces, depuis les premiers jours d'avril, et des cures tardives, qui se prolongent jusqu'à la fin d'octobre.

Dans la période caniculaire, la chaleur est élevée pendant le jour et assez pénible, mais la fraîcheur constante des nuits procure un sommeil bienfaisant.

Comme dans la région atlantique, les vents prédominants sont ceux du Sud-Ouest et de l'Ouest. Les orages, principalement en juillet et en août, sont assez fréquents et violents, par suite du voisinage des montagnes d'Auvergne et des monts du Forez.

Par courtes périodes il pleut assez abondamment, mais grâce à la perméabilité du sol, cette eau, rapidement absorbée, n'occasionne que peu d'humidité et ne fait que rafraîchir la température élevée du jour.

HYGIÈNE

L'excellente hygiène dont jouit Vichy, favorisée par la perméabilité de son sol sablonneux, est essentiellement due aux travaux d'assainissement et d'intérêt public qui ont été exécutés depuis une vingtaine d'années par la ville de Vichy, la Compagnie Fermière des Sources de l'Etat et les habitants, rivalisant de zèle et de sacrifices pour rendre le séjour de cette Station aussi agréable et confortable que possible, aux malades et aux gens bien portants. C'est cette harmonie entre les pouvoirs publics, les fermiers de l'Etat et les particuliers, qui a provoqué une ère de prospérité, chaque année grandissante, et a fait de la Ville de Vichy la reine des Villes d'Eaux.

De la bonne construction et du parfait fonctionnement des égouts dépend en grande partie la santé publique. Le tout à l'égout fonctionne à Vichy sur un parcours d'une soixantaine de kilomètres, à travers des conduites en grès vernissé ou en ciment armé, nettoyables au moyen de hérissons, actionnés par un treuil à cable en fer et par 4.000 m3 d'eau se déversant dans 234 réservoirs de chasse, répartis dans tout le réseau d'égouts pour l'entraînement rapide des matières sur le champ d'épandage, situé à quatre kilomètres au Nord de l'agglomération urbaine.

Les conditions topographiques ont conduit à partager la Ville en deux grands bassins, l'un supérieur, l'autre inférieur, desservis l'un et l'autre par un collecteur dont chacun à son tour reçoit plusieurs collecteurs secondaires. Les collecteurs supérieur et inférieur font leur jonction en un collecteur principal, avant de passer sous le Bief et la rivière du Sichon, pour se diriger vers l'usine élévatoire des eaux d'égout, située à 200 mètres environ de la dite rivière, sur la rive droite de l'Allier, au fond du coteau de Beauséjour.

Des regards de visite existent tous les 70 à 100 mètres, sur les tuyaux ou sur les galeries, pour permettre d'en vérifier le fonctionnement et d'en faciliter le nettoyage.

Des réservoirs de chasse fonctionnent automatiquement, en nombre variable par jour, suivant les besoins, pour opérer un écoulement fréquent et énergique des eaux amenées par le réseau des égouts.

Enfin des galeries en ciment armé complètent les travaux d'assainissement.

Dans le système du tout à l'égout, il a été exécuté sur les parties basses de la ville des égouts pour déversoirs des pluies d'orage qui vont directement à l'Allier. Les observations météorologiques portant sur une trentaine d'années, établissent que les plus fortes pluies correspondent à Vichy à une hauteur d'eau de 30 millimètres à l'heure. Le fonctionnement de ces déversoirs d'orage à été réglé pour que cette quantité de pluie soit écoulée en trois heures.

L'approvisionnement en eau potable, exécuté de 1902 à 1905, est une des plus précieuses améliorations que la ville de Vichy ait réalisées au point de vue des règles de l'hygiène privée et sociale. On sait l'importance que l'hygiéniste doit attacher au choix, à la purification et à la distribution des eaux potables dans une ville. Quand on adopte une eau potable, pour sa distribution dans une ville, on doit prendre en considération son abondance non seulement pour les besoins présents, mais pour les besoins qui s'accroissent avec les progrès de l'industrie et du bien-être général. Vichy a su s'approvisionner en eau potable en réalisant toutes ces conditions.

L'eau est puisée par une file de tuyaux draineurs aménagés à un kilomètre de longueur sur 250 mètres de largeur, en amont de Vichy, dans les sables fins et graviers de l'Allier et reposant à une profondeur moyenne de quatre mètres sur un banc de rocher argilo-calcaire. Elle est refoulée à l'aide d'une usine élévatoire dont les machines à vapeur horizontales de 50 HP chacune peuvent élever, à raison de 75 litres par seconde, séparément ou simultanément, un volume d'eau de 12.640 m^3, dans un réservoir situé à 52 mètres au-dessus du niveau de l'Allier et divisé en deux compartiments égaux qui peuvent se remplir ou se vider ensemble ou séparément, suivant les besoins.

Le réservoir occupe le point le plus rapproché de Vichy (900 mètres de la ville), offrant, avec un terrain solide pour l'emplacement, l'altitude voulue pour desservir jusqu'au troisième étage les quartiers les plus élevés de la ville (Boulevards Dénière et de l'Hôpital).

L'étanchéïté est surveillée à l'aide d'un couloir circulaire continu faisant le tour du réservoir.

L'usine élévatoire permet d'élever une quantité d'eau de 25.000 m^3 par période de 24 heures. En fait cette quantité n'est jamais atteinte, la conduite de refoulement n'ayant pas été calculée pour un pareil débit. Elle est en principe limitée à 18.000 m^3 par 24 heures, à raison de 750 m^3 à l'heure. Mais habituellement les machines ne fonctionnent que 14 heures ; le rendement n'est donc que de 10.500 m3. Il correspond à la consommation d'une journée.

Sur ces 10.500 m3, 4.000 environ sont employés au lavage des égouts et des voies publiques. En calculant sur les 6.500 m3 restants, c'est donc pour la population permanente actuelle d'environ 20.000 habitants un cube de 430 litres d'eau par jour dont dispose l'habitant.

A l'origine, cette distribution représentait pour la population permanente, évaluée à 15.000 âmes environ au recensement de 1902, le cube de 533 litres par jour et par habitant. Et comme, au cours de la saison thermale, la population atteignait et dépassait souvent 30.000 âmes, le cube de 266 litres par habitant répondait amplement aux exigences journalières des habitants, des malades et des autres hôtes temporaires.

Au recensement de 1913, la population permanente s'étant élevée à 17.000 âmes environ, il n'est pas exagéré de la fixer présentement à 20.000, ce qui donne une moyenne par jour et par habitant de 325 litres. Et comme, d'autre part, en 1913, la clientèle thermale a atteint le chiffre de 108.963 étrangers, il faut donc tabler pour la population d'été sur le chiffre de 40 à 45.000 habitants. Dans le premier cas, le cube d'eau par jour et par habitant est de 162 litres ; dans le deuxième cas, il est été de 144 litres.

Pendant la saison des chaleurs, les eaux étant plus basses, le rendement des pompes se trouve diminué, mais au lieu de fonctionner 14 heures, les machines fonctionnent 18 heures et à cette marche correspond une élévation de 12.000 m3 environ.

Si l'on défalque de ces 12.000 m3 les 4.000 m3 qui sont employés au lavage des égouts et des voies publiques, les 8.000 m3 restants permettent de distribuer 400 litres par jour et par habitant — base admise par le conseil municipal — pour la population permanente de 20.000 habitants et 200 litres ou 177 litres pour la population d'été de 40.000 ou de 45.000 habitants.

Il n'cst pas sans intérêt de noter ici ce rapprochement, que Paris ne dispose par jour et par habitant que de 100 litres et Berlin de 75 litres seulement.

310 bornes-fontaines et 700 bouches d'incendie ou de prise d'eau pour arrosage ont été installées.

Jusqu'à ces derniers temps, les eaux étaient élevées au moyen de pompes à vapeur du système O plongeur, installées en 1902 et 1905, par la maison Weyher et Richemond ; deux pompes pouvant élever chacune 240 m³ à l'heure et une troisième, installée en 1905, ayant un débit de 570 m³.

Cette installation a donné d'excellents résultats. Mais dans l'éventualité d'un accident toujours possible, de l'insuffisance ou de la mauvaise qualité du charbon, de la pénurie du personnel — la guerre n'ayant que trop confirmé la justesse de ces prévisions — la Municipalité actuelle avait envisagé la possibilité de l'établissement d'une moto-pompe électrique. Les travaux confiés à la Société des moteurs à gaz et d'industrie mécanique, qui devaient être terminés le 1er mai 1916, ne l'ont été que dix mois plus tard, par suite de retards dus à des causes de force majeure ; mais la nouvelle installation qui comprend une pompe centrifuge d'un débit horaire de 750 m³, a déjà montré des avantages des plus appréciables.

Présentement, et déjà depuis 14 ans, la Ville de Vichy est dotée d'une eau potable qui satisfait, à tous les points de vue, aux règles de l'hygiène publique. De filtration naturelle, très fraîche (pas au-dessus de 13°5 à 14° pendant les plus grandes chaleurs), très limpide, très agréable au goût, bien aérée, ne contenant que 0.00021 de matières organiques, d'un degré hydrotimétrique de 11°, elle est d'une abondance qui suffit en toute saison aux besoins de la consommation des habitants et des baigneurs, et elle est, en outre, une des plus pures de

France. Elle ne contient que 110 bactéries non pathogènes au centimètre cube.

Ainsi qu'il résulte de l'analyse récente ci-après, faite à dix-sept ans de distance de celle d'origine, par les soins du Ministère de l'Intérieur, au Laboratoire du Conseil supérieur d'Hygiène publique de France, la qualité de l'eau au point de vue des résultats de l'examen bactériologique est restée essentiellement la même, c'est-à-dire une eau de bonne qualité.

« *Résultats de l'examen bactériologique de l'eau servant à l'alimentation publique.* — Ministère de l'Intérieur. Laboratoire du Conseil supérieur de l'hygiène publique de France, Paris, analyse n° 5447.

« Les échantillons ont été prélevés et remis au Laboratoire par les soins de la ville de Vichy, le 26 février 1919.

« Numération. — Cette eau renferme environ cent quatre-vingts germes par centimètre cube. Les cultures ont été effectuées sur la gélatine nutritive, à la température de quinze à vingt degrés.

« La numération a été effectuée vingt jours après les ensemencements.

« Spécification. — *Micrococcus aurantiacus ; micrococcus radiatus, bacillus aerophilus, bacillus aureus, bacillus fluorescens liquefaciens.*

« Absence d'espèces pathogènes, absence des germes typhiques et paratyphiques ;

« Absence de *bacillus coli* et des germes putrides et des matières fécales.

« Les recherches ayant été effectuées sur cent centimètres cubes d'eau.

« Conclusion. — Eau de bonne qualité.

« Le chef du Laboratoire,

« Ed. BONJEAN. »

Les limites de cette étude ne permettent que de mentionner quelques autres des plus importantes créations ou améliorations d'utilité publique qui ont été réalisées dans ces dernières années. Il faut citer :

L'enlèvement des ordures ménagères et des déchets solides, à l'aide du « Système Poupinel » ;

L'asphaltage des rues commencé en 1912 et seulement interrompu pendant la guerre ;

L'éclairage électrique dans toute la ville, sur les quais de l'Allier et dans les Parcs ;

La protection des buvettes par des cloches de verre, pour les mettre à l'abri de la dispersion des poussières ;

Le rinçage des verres avec l'eau des sources ;

Le service complet de désinfection à l'Hospice civil.

Deux Bureaux d'hygiène, l'un civil, l'autre militaire, avec laboratoires et une Société des sciences médicales veillent soigneusement à tous les services de la santé publique.

En 1905, un règlement sanitaire de la ville de Vichy a été élaboré, sous l'heureuse impulsion de la municipalité et en exécution de la loi du 15 février 1902, sur la protection de la santé publique, par un Comité composé d'un grand nombre de médecins de la station et de personnalités compétentes en matière d'hygiène sociale.

Le Comité s'est inspiré des projets des règlements sanitaires de la ville de Paris, dont les professeurs Brouardel et Cornil et M. le sénateur Strauss étaient les collaborateurs principaux et, pour rendre son étude aussi complète que possible, il a jugé également utile de consulter les règlements étrangers, tant allemands qu'américains, anglais, autrichiens ou suisses.

Le souci de l'hygiène de la station a été toujours au premier plan des préoccupations des pouvoirs publics qui l'ont régie. C'est ainsi que la ville de Vichy a offert un des rares exemples d'une ville qui a renouvelé, à la même époque, tout son système d'alimentation en eau et d'évacuation des eaux usées.

Cette transformation, qui a exigé des sacrifices considérables, librement consentis par le conseil municipal, a fait de la première cité thermale de France une station peut-être sans égale, au point de vue de la salubrité, parmi les villes d'eaux françaises, aussi bien que parmi les villes d'eaux étrangères les plus réputées.

Les premiers projets ont été étudiés en 1895 et 1896 et ont été approuvés définitivement en 1897 ; mais leur réalisation est due pour la plus grande part à l'action personnelle de M. Lasteyras, maire de Vichy, qui, dès avant 1894, avait mis tout en œuvre pour faire aboutir ces grands travaux d'assainissement.

VIEUX ET NOUVEAU VICHY

La ville de Vichy est composée de deux quartiers très distincts : le Vieux et le Nouveau Vichy.

Le Vieux Vichy commence avec la place de la Marine, qui fait suite au pont de l'Allier et s'étend entre le Vieux Parc, la rue de Nîmes, le Nouveau Parc et les Célestins.

Son église de Saint-Blaise, qui abrite une Vierge Noire, objet d'une vénération spéciale, est l'ancienne chapelle du château de Louis de Bourbon. Près de l'église, la vieille tour crénelée de l'Horloge est le vestige d'une des trois portes d'enceinte de la ville fortifiée et servait de vigie.

Place Sévigné, se trouvent la maison restaurée sous le nom de Pavillon Sévigné, ainsi dénommé pour perpétuer le souvenir du séjour qu'y fit la spirituelle marquise, et, dans son voisinage, la maison des Consuls de Vichy.

A l'Est, un peu en dehors de la ville et la dominant de toutes parts, se dresse, étagé, le nouvel Hôpital civil avec ses nombreux et élégants pavillons, groupés autour des services centraux et d'une belle chapelle de style roman, et reliés entre eux par des promenoirs couverts qui courent comme autant de rues d'une cité, à travers un immense jardin potager et d'agrément et simplifient les transports, dangereux dans l'air vif de la hauteur sur laquelle est construit l'Hôpital.

Le Nouveau Vichy s'est développé surtout dans sa partie saisonnière, autour des principales sources. Le Vieux Parc, planté de superbes platanes et coupé d'allées se croisant entre des pelouses et des parterres de fleurs, occupe le centre du Vichy thermal, entre la rue Lucas, la Source de l'Hôpital, la rue du Parc et la rue Cunin-Gridaine. Il contient le Palais des Sources ou Drink-Hall, le Casino, le café de la Restauration, le kiosque à musique, et il est encadré par des palaces-hôtels, des hôtels de premier ordre, de nombreux pavillons et magasins d'objets d'art et de luxe.

Le contraste frappant entre les deux quartiers de la ville donne à cette station une physionomie spéciale. Du Vieux Vichy, que le luxe de la grande ville n'a pas même effleuré, avec ses rues paisibles, ses maisons anciennes aux façades simplement parées, se dégage un charme goûté par beaucoup d'hôtes et de visiteurs, dédaigneux des fêtes bruyantes, qui aiment à se soigner et à chercher un refuge sans bruit, en se reposant avec l'illusion d'une villégiature à la campagne. Du Nouveau Vichy, avec son aspect neuf, ses palaces-hôtels, ses villas, ses magasins, ses cafés luxueux, ses attractions à chaque pas, ses rues où se presse, à flots serrés, du matin au soir, une foule brillante et cosmopolite, s'éveille l'impression que, là, on ne trouve pas seulement toutes les facilités qu'exigent les délassements appliqués à la cure, mais que dans la charmante ordonnance de ce beau cadre, le rendez-vous du baigneur oisif comme du touriste avide de sensations, on y vient savourer le raffinement dans les plaisirs mondains et l'activité trépidante de la ville moderne.

CHAPIERE III

Ressources thérapeutiques

VALEUR COMPARATIVE DES ÉLÉMENTS DE LA CURE

LA cure thermale de Vichy se compose de l'eau prise en boisson, du bain et de la douche ; mais c'est l'eau prise en boisson qui constitue la partie fondamentale du traitement et peut même, dans des cas exceptionnels, en faire à elle seule tous les frais.

Employé concurremment avec l'eau en ingestion, le bain, lorsqu'il est indiqué et supporté, rend la guérison plus rapide et plus complète. La douche est un moyen souvent très utile, mais non un élément essentiel de la cure, de même que les différentes pratiques hydrothérapiques, les irrigations vaginales et intestinales, les gargarismes, pulvérisations, inhalations, lotions, le massage, etc... qui, combinés avec l'emploi de l'eau en boisson, peuvent dans les cas spéciaux avoir une grande importance.

TRAITEMENT INTERNE

L'eau prise en boisson. — Le choix de la source est la première indication dont il convient de se préoccuper. Il est subordonné au mode et à la puissance d'action qu'on veut produire. L'eau de l'Hôpital étant la moins excitante de toutes celles de Vichy, c'est à elle qu'on aura recours pour éprouver la susceptibilité du malade. Certains estomacs la tolèrant difficilement, on lui substituera celle de Chomel. On n'autorisera celle de la Grande Grille que lorsqu'on sera sûr que l'on n'aura pas à redouter qu'elle provoque des réactions trop violentes du côté des principaux viscères, notamment du côté du foie, des reins, de l'utérus et du cœur.

Si l'on veut agir particulièrement sur les organes hématopoïétiques, on associera à l'une de ces sources celle de Mesdames ou celle de Lardy, dans les proportions appropriées à chaque cas particulier. Si l'on recherche une action sur la diurèse, on les combinera avec celle des Célestins ou celle du Parc.

Les doses d'eau seront réglées d'après la susceptibilité du sujet, le choix de la source, la nature et le degré de la lésion à combattre. Il appartient au tact clinique du médecin de coordonner ces éléments de la posologie hydrominérale, en tenant compte à la fois des spécialisations médicales et des réactions individuelles.

TRAITEMENT EXTERNE

Le bain minéral. — Il n'y a pas encore cinquante ans, le nombre de vingt et un bains n'était pas reconnu moins obligatoire que la durée de vingt et un jours pour accomplir une cure régulière et efficace. Une réaction contre cette pratique empirique s'est produite peu à peu dans ces dernières années et la tendance actuelle est de remplacer trop souvent le bain par la douche. Mais il faut reconnaître que, dans nombre de cas, on a opportunément ajouté au bain minéral la douche sous-marine.

Il est d'usage, pour éviter l'action reconnue trop excitante du bain d'eau minérale pure, que l'eau minérale soit mélangée d'eau douce dans les proportions variables suivant les prescriptions du médecin et le mode d'action recherché par lui ; d'ordinaire il est minéralisé par moitié ou au tiers.

Le bain de Vichy agit, par son alcalinité, que prouve la

réaction alcaline de l'urine examinée avant et après le bain ; par sa minéralisation qui doit être proportionnée à l'action stimulante qu'on veut exercer sur l'organisme, principalement sur les éléments nerveux et glandulaires de la peau ; par ses gaz, auxquels sont dus, en grande partie, ses effets toni-sédatifs ; par sa température qui demande à être graduée suivant la sensibilité du malade.

Le principal résultat de ce bain est de stimuler le fonctionnement des émonctoires pendant toute la durée de la cure ; il en constitue donc un des agents auxiliaires les plus précieux.

La douche. — La douche générale en jet, de température, de pression et de durée variables suivant les indications, est de beaucoup la plus usitée.

Dans les congestions et hypertrophies d'organes, la combinaison de la douche locale avec la douche générale donne les meilleurs résultats.

Dans les cas spéciaux, les bains et douches de vapeur, les bains locaux d'air chaud (boîtes chauffantes électriques du docteur Trynauer), ajoutent excellemment, à l'action de la médication hydrominérale, leurs propriétés de puissants émanatoires chez les sujets dont la peau fonctionne mal et demande à être débarrassée des déchets organiques qui l'encombrent ou lorsqu'on veut produire sur elle et les parties sous-jacentes, en particulier sur la circulation, des effets de vive excitation.

Une douche, dont la modalité est spéciale à la station et dont l'action thérapeutique est de plus en plus mise en pratique, est la douche-massage de Vichy.

Cette douche diffère de celle d'Aix en ce que le malade est étendu horizontalement sur un lit de sangle et reçoit, sans interruption, sur tout le corps, l'eau qui s'écoule d'une rampe horizontale située au-dessus de lui, pendant que les masseurs dirigent sur telle ou telle région du corps un jet local tenu à leur portée et dont l'eau peut être élevée à une température variable suivant les effets recherchés.

Douche intestinale. — Dénommée aussi entéroclyse ou douche ascendante, la douche intestinale a pour but d'exonérer le gros intestin et de le débarrasser des toxines stercorales ; de décongestionner les organes intra-abdominaux, en particulier le foie ; d'exercer une action sur la muqueuse de l'intestin et de rectifier les sécrétions intestinales.

Sauf des cas spéciaux, le lavage intestinal doit être fait à faible minéralisation, à basse pression, à température élevée et avec un volume d'eau ne dépassant pas en moyenne 5 à 600 grammes par chaque irrigation qui peut être renouvelée deux ou trois fois. Moyen souvent très utile, il y a toujours lieu de l'appliquer prudemment en surveillant l'état de sensibilité de l'intestin et après s'être assuré de l'état d'intégrité de l'appendice et, en outre, chez la femme, de celui des organes du petit bassin.

Lavage de l'estomac. — Le lavage d'estomac, pour qu'on en retire avec toute son activité, en plus de ses effets de simple lavage, une action topique sur les lésions gastriques, doit être pratiqué avec l'eau minérale prise au griffon. Il est une médication héroïque dans certaines formes de dyspepsie par toxi-infections, s'accompagnant de dilatation, de stase et de vomissements pituitaires dont la dyspepsie éthylique est le type, mais tant que l'action nocive du poison n'est pas trop profonde, ce qui a fait dire, non sans raison, que Vichy est, par excellence, la station de l' « alcoolisme des gens du monde ». La médication n'est pas sans danger si elle est appliquée à des malades qui sont en instance d'ulcère. Il faut s'efforcer de dépister les érosions de la muqueuse, même si elles ne se sont pas encore traduites par des vomissements de sang. Dans le doute, on doit recourir à l'examen radioscopique et avec ingestion d'eau bismuthée.

Gargarismes, inhalations et pulvérisations. — La pratique de se gargariser à Chomel a joui de tout temps d'une telle vogue que la majorité des baigneurs la réclame de son médecin, lorsqu'il ne la prescrit pas lui-même. Son emploi inopportun ou à outrance n'est cependant pas exempt d'inconvénients. Il arrive alors que l'eau minérale, au lieu de combattre la congestion bucco-pharyngée, ne fait que l'exaspérer, jusqu'à la rendre douloureuse.

On en peut dire autant de l'action congestive et décongestive de l'inhalation et de la pulvérisation sur la peau et sur les muqueuses.

Lotions. — L'utilisation des lotions, dont l'efficacité est des plus variables, se fait surtout avec l'eau de Lucas. Les meilleurs résultats s'observent principalement dans les dermatoses chroniques diathésiques.

Douche vaginale. — La douche vaginale agit, comme le bain, par son alcalinité, sa minéralisation et sa température. Elle favorise, par une action décongestive, la résorption des exsudats de péri et de paramétrite, augmente, par son action topique, la tonicité du muscle utérin et son plus précieux effet est, par une action chimique, d'alcaliniser les sécrétions utéro-vaginales, souvent acides, dans les séquelles de vaginite ou de métrite cervicale.

Injections hypodermiques. — Ce mode d'utilisation de l'eau de Vichy, malgré sa parfaite innocuité, en raison de son état de rigoureuse stérilité à l'émergence des sources et de sa facile assimilation comme sérum naturel, ne saurait avoir son opportunité que dans certains cas exceptionnels tel que le coma diabétique. Ce serait se priver de l'action topique et presque toujours favorable que l'eau de Vichy, prise en boisson, exerce sur la muqueuse gastro-intestinale.

Piscine. — Le grand Etablissement et l'Etablissement de l'Hôpital possèdent, comme complément de leur installation balnéaire, une vaste piscine ; en outre, le grand Etablissement a annexé de petites piscines particulières à plusieurs de ses cabinets de bain.

Adjuvants physiothérapiques. — Les bains généraux ou locaux de lumière à chaleur radiante et lumineuse de

Dowsing, les bains de lumière à incandescence, les bains statiques, les courants galvaniques, faradiques de Watteville ou sinusoïdaux, haute fréquence, etc., sont devenus d'un usage courant dans la thérapeutique adjuvante de la cure hydrominérale.

La mécanothérapie, dotée de plus de cinquante appareils du docteur Zander, complète heureusement l'arsenal des modes de traitements spéciaux.

Bains et douches de CO^2. — Le bain carbo-gazeux ayant été reconnu comme un des agents les plus actifs de la thérapeutique moderne, la Compagnie Fermière des Sources de l'Etat ne pouvait manquer d'utiliser ses richesses naturelles en CO^2 pour l'installer dans son nouvel Etablissement. La teneur en gaz et la température de ce bain varient suivant les indications médicales. Il constitue un moyen adjuvant de la cure hydrominérale des plus précieux chez les malades où les troubles circulatoires sont engendrés par l'artério-sclérose au début, par la goutte, le diabète et d'autres maladies avec hypertension artérielle. La douche locale sur un point ou une région déterminée, muqueuse pharyngée, nasale, vulvaire, etc..,, dans la pharyngite et la rhinite chroniques si fréquentes des arthritiques, dans le prurit vulvaire, détermine une décongestion et une sédation des plus appréciables.

La réputation mondiale que s'est acquise Vichy est due avant tout à la qualité de ses eaux en minéralisation et à la gamme de leur thermalité, à la variété et à l'abondance de ses sources qui rendent si diverses et si nombreuses leurs spécialisations médicales.

Mais ce qui, dans ces dernières années, a porté à son apogée la vogue de la Station, c'est la puissante organisation de sa Compagnie Fermière travaillant, en union libre, avec la municipalité, les Instituts privés, l'Industrie hôtelière, les particuliers, le Touring-Club de France, le Syndicat d'initiative, etc., à réaliser, au plus haut point, la mise en valeur de ses ressources thérapeutiques et à l'enrichir de tous les perfectionnements hygiéniques et scientifiques capables de contribuer à son développement et de rehausser dans le monde entier son influence et son prestige.

ETABLISSEMENTS THERMAUX ET PHYSIOTHÉRAPIQUES

Les Etablissements thermaux de Vichy, pourvus d'eau minérale et disposant de tous les modes de traitement hahituels, sont au nombre de sept : cinq appartiennent à l'Etat et deux sont des propriétés privées. Des cinq Etablissements appartenant à l'Etat, quatre sont régis par la Compagnie Fermière des eaux de Vichy, mais dans des conditions de luxe et, par suite, de prix bien différents ; le cinquième, l'Etablissement de l'Hôpital militaire, dépend du ministère de la Guerre.

Le grand Etablissement de 1re classe, l'Etablissement de 2e classe et l'Etablissement de 3e classe, ces deux réunis dans un même édifice, sont alimentés par les sources Grande Grille, Puits Carré, Lucas, Mesdames et Boussange. L'Etablissement de l'Hôpital militaire reçoit son eau minérale par moitié des sources Lucas et du Puits Carré.

Les deux autres établissements appartenant à des particuliers sont ceux de Lardy et de Larbaud ; ils utilisent l'eau minérale de leurs sources privées.

L'Etablissement de 1re classe, inauguré en 1903, est l'œuvre capitale que la Compagnie Fermière ait accomplie après le renouvellement de son bail. Il passe pour être l'installation balnéaire la plus vaste du monde, la mieux aménagée, la plus complète, peut-être même la plus luxueuse qu'il y ait en France. Le monument est de style roman-byzantin. La façade principale est surmontée d'un dôme central polychrome, et à chacune de ses extrémités, d'une coupole de même style. L'entrée principale, de dimensions majestueuses, donne sur un grand hall éclairé de hautes verrières multicolores, décoré de peintures murales dues au pinceau du maître Osbert et orné de balcons en forme de loggias. Tous les services convergent vers le hall ; la partie droite de l'établissement est exclusivement réservée au service des femmes, la partie gauche à celui des hommes. De chaque côté, un ascenseur relie le premier étage au rez-de-chaussée.

On peut dire que toutes les ressources les plus modernes du traitement thermal et physiothérapique s'y trouvent réunies avec tout le confort désirable, placées sous la direction de médecins spécialistes qui ont à leur service un personnel stylé pour en assurer le parfait fonctionnement. Les services de Mécanothérapie et d'Electrothérapie sont des modèles du genre.

Les Etablissements de 2e et 3e classes — qui seront prochainement déplacés — sont pourvus des principaux services qu'on trouve dans l'Etablissement de 1re classe, au point de vue de l'installation balnéaire et hydrothérapique : bains en baignoires avec ou sans douche sous-marine, douches en jet, douches-massage d'Aix et de Vichy, douches vaginales, intestinales. Dans l'Etablissement de 2e classe, est réservé un compartiment spécial pour le service des gaz des eaux de Vichy (bains, douches, inhalations), douches nasales, pulvérisations, inhalations d'oxgyène, lavage d'estomac ; en outre, bains sulfureux.

L'Etablissement de l'Hôpital, créé en 1818, reconstruit en 1874, restauré et complété en 1888-1892, a une installation balnéaire et hydrothérapique très confortable, sans offrir le luxe que l'on rencontre dans l'Etablissement de 1re classe..

Le seul ouvert toute l'année, il est utilisé pendant la fermeture des autres établissements.

Les bains et la piscine de cet établissement sont très recherchés pour la raison que l'eau de l'Hôpital, qui seule les alimente, est la moins excitante de toutes celles de Vichy. De tout temps, le Corps médical a été enclin à attribuer à l'eau de cette source une véritable spécialisation dans les maladies utérines.

L'Etablissement de l'Hôpital militaire, face à la source Lucas, construit en 1846 et agrandi à diverses reprises, est exclusivement affecté au traitement des officiers, sous-officiers et soldats qui viennent se soigner à Vichy, ainsi qu'aux fonctionnaires coloniaux en activité de service ou retraités. Il a une installation complète de bains et d'hydrothérapie, en outre des douches-massage, des douches de vapeur, des douches intestinales.

Le service est assuré par des médecins militaires, à la tête desquels est un médecin principal des armées.

L'Etablissement Lardy est particulièrement recherché par la clientèle qui habite ce quartier de la ville. Indépendamment des installations communes à tous les établissements de Vichy, il possède des bains de vapeur et des bains sulfureux. Son parc, bien entretenu, est une agréable promenade, qui est très suivie après le repas du soir par une foule de baigneurs.

L'Etablissement Larbaud a, comme Lardy, ses fidèles habitués. Il a, comme celui-ci, une nombreuse clientèle de baigneurs de quartier, par suite des avantages et des commodités qu'il leur offre au plus fort de la saison.

Même à côté des grands Etablissements thermaux, deux établissements balnéaires privés possèdent, comme adjuvants physiothérapiques de la cure hydrominérale, des installations de premier ordre. Ce sont :

Le Hammam vaporifère, fondé en 1881, par M. A. Perrin, qui a marché un des premiers dans la voie du progrès et s'y est toujours maintenu en enrichissant son établissement des nouveaux modes spéciaux de traitement.

Ses bains russes, combinaison d'étuve sèche et d'étuve humide, suivies d'affusions froides, de massage et de flagellation, sont des procédés annexes de l'hydrothérapie qui favorisent singulièrement la circulation périphérique et l'exhalation cutanée.

Ses bains turcs — bains renouvelés des Romains — sont des agents physiothérapiques par excellence, où les frictions pratiquées pendant la sudation jouent un grand rôle et qui rendent les plus grands services chez les personnes dont la peau fonctionne mal, ou chez celles qui sont atteintes de diathèse arthritique ou goutteuse, à la condition que le cerveau et le cœur ne soient pas disposés aux congestions.

Sa vaste piscine de natation sert principalement aux ébats des enfants et des grandes personnes qui y viennent, chaque jour, apprendre les principes de la natation ou se délasser après une séance de culture physique.

L'Institut de Physiothérapie, fondé, en 1898, par le docteur Auguste Berthomier, et dirigé actuellement par son fils, le docteur André Berthomier, est doté notamment d'une installation très complète d'électrothérapie, de radiographie et de bains thermo-résineux.

HOPITAUX THERMAUX

Vichy possède deux hôpitaux thermaux : un hôpital civil destiné, depuis la fin du XVIIe siècle, à recevoir les indigents de la France entière ; un hôpital militaire exclusivement affecté — a-t-il été déjà dit — à tous les militaires des armées de terre et de mer et aux fonctionnaires coloniaux en activité de service ou retraités.

L'Hôpital civil thermal est compris dans le vaste édifice qui constitue le magnifique Hôpital civil construit en 1887-1888 sur la hauteur qui surplombe la gare du chemin de fer. Par sa position exceptionnelle, la disposition de ses pavillons séparés entre eux par de larges allées et des jardins potagers, agrémentés d'arbustes et de fleurs, leur aménagement conforme aux règles de l'hygiène la plus moderne, les malades y trouvent à souhait tout ce qu'on peut désirer au point de vue de la salubrité et du bien-être.

L'Hôpital comprend deux divisions complètement distinctes, dont les bâtiments avec promenoirs couverts sont symétriquement situés de chaque côté de l'élégante cour d'entrée de l'Hôpital, ceux de la partie droite exclusivement réservés au service des femmes, ceux de la partie gauche à celui des hommes.

Pour les deux divisions, on compte cent soixante-cinq lits répartis dans quatre salles, avec une infirmerie spéciale à chaque division. Les malades suivent leur traitement thermal à l'Etablissement de 3e classe qui est distant d'environ douze à treize cents mètres, mais un service d'omnibus avec roues caoutchoutées conduit, matin et soir, à l'Etablissement et aux Sources ceux pour lesquels une si longue marche serait difficile ou douloureuse.

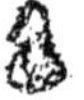

Les soins médicaux sont donnés par dix médecins qui assurent le service par roulement. L'Hôpital est doté d'un laboratoire de chimie, bactériologie, hématologie, radioscopie et radiographie.

Huit cent cinquante malades environ y sont traités annuellement.

Les formalités administratives pour l'admission des malades sont les suivantes :

1° Un certificat de médecin attestant qu'ils ont besoin de faire une cure aux eaux de Vichy ;

2° Un certificat du maire de la commune établissant qu'ils sont indigents et inscrits sur les listes de l'Assistance médicale gratuite, en vertu de l'article 14 de la loi du 15 juillet 1893 ;

3° Un certificat du percepteur constatant qu'ils payent moins de 15 francs d'impôt ;

4° Un engagement de la commune ou du département d'origine ou bien, à défaut de ces collectivités, d'une personne charitable, de payer les frais qui s'élevaient jusqu'à cette année, pour une saison de trois semaines, à 1 fr. 50 par jour pour les indigents du département de l'Allier et à 2 francs pour ceux des autres départements. Depuis cette année, les prix de journée ont été portés à 2 fr. 50 pour les indigents du département de l'Allier et à 3 fr. 75 pour ceux des autres départements. Les demandes doivent être adressées au directeur de l'Hôpital et, en raison de leur grand nombre, le plus longtemps possible à l'avance.

5° Un certificat individuel établissant leur état civil.

Indépendamment des malades indigents, l'Etat accorde gratuitement le traitement thermal à une catégorie d'autres malades comprenant de petits fonctionnaires et surtout des instituteurs.

L'Hôpital militaire thermal comprend trois cent cinquante lits, dont cent vingt-cinq lits d'officiers et deux cent vingt-cinq lits de sous-officiers ou soldats. Les officiers supérieurs en activité de service doivent se loger en ville. Treize cents malades environ y sont traités chaque année.

Comme l'Hôpital civil thermal, il possède des laboratoires de chimie et de micrographie.

CHAPITRE IV

Développement démographique et économique de la Station pendant les cinquante dernières années d'avant-guerre (1861-1913).

VICHY, chef-lieu de canton, 16.502 habitants au recensement de 1913, est devenu la troisième ville du département de l'Allier pour son importance commerciale et industrielle. En 1913, il occupait même le deuxième rang non seulement comme mouvement de voyageurs, mais également comme tonnage des marchandises de grande et de petite vitesse.

C'est surtout dans ces trente dernières années, de 1884 à 1913, que Vichy a pris l'essor qui l'a classé comme la première station thermale de France et l'une des plus fréquentées de l'Europe.

En 1883, sa population était de 8.426 habitants et le nombre d'étrangers venus l'été atteignait 42.551. Le chiffre d'exportation des bouteilles d'eau minérale s'était élevé à 5.336.269.

En 1913, il compte, comme il vient d'être dit, 16.502 habitants, reçoit 108.963 étrangers l'été et expédie 27.105.835 bouteilles d'eau minérale.

TABLEAUX STATISTIQUES

Les tableaux statistiques ci-après permettent d'embrasser d'un seul coup d'œil le développement qu'ont pris parallèlement, pendant un demi-siècle, avec une prodigieuse et ininterrompue progression : 1° la population urbaine permanente, 2° le nombre des étrangers venus en saison thermale, 3° l'exportation des eaux et produits de Vichy.

MOUVEMENT

PENDANT LA PÉRIODE DE 1861 A 1913

1° De la Population urbaine permanente

TABLEAU I

2° Du nombre des Etrangers venus en Saison thermale

TABLEAU II

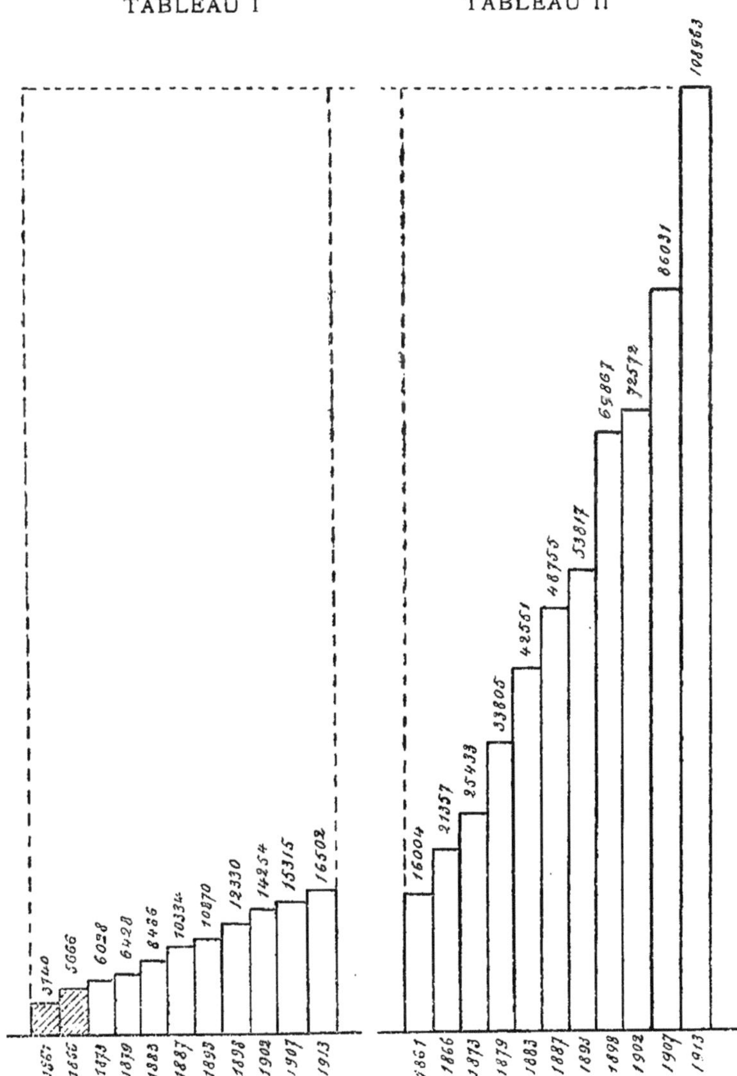

DÉVELOPPEMENT

PENDANT LA PÉRIODE DE 1861 A 1913

De l'exportation des Eaux minérales
des Sources de l'Etat

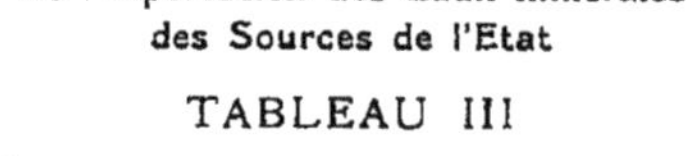

TABLEAU III

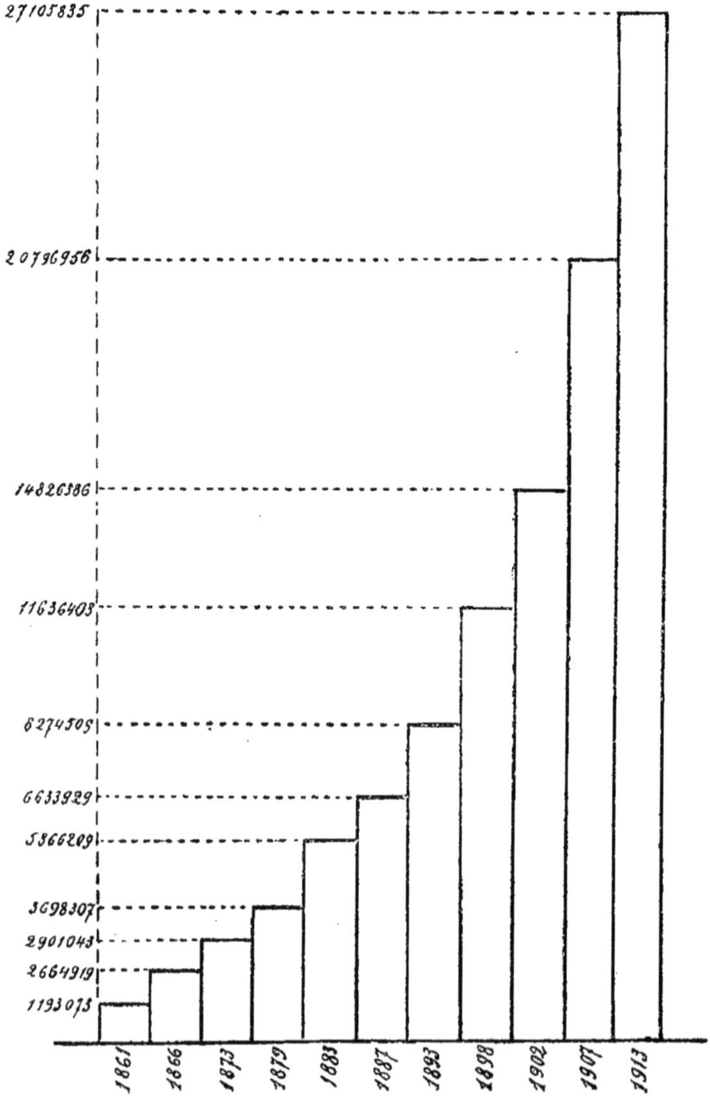

Année	Exportation
1861	1193073
1866	2664919
1873	2901043
1879	3698307
1883	5366209
1887	6633929
1893	8274509
1898	11636403
1902	14826586
1907	20796956
1913	27105835

Le nombre de bouteilles indiqué dans le tableau III représente celui des bouteilles expédiées ramené aux litres. C'est ainsi que le chiffre de 33.000.000, porté pour l'année 1913 dans plusieurs publications, n'est en réalité, que de 27.105.835 litres.

Sur les 27.105.835 bouteilles d'eau expédiées en 1913, 16.546.980 l'ont été à l'étranger : Etats-Unis, Angleterre, Belgique, Canada, Brésil, Russie, Empires centraux, etc.

Si l'on met en parallèle les résultats de cette industrie thermale avec ceux publiés par les autres stations de France et de l'étranger, on peut les considérer comme supérieurs à ceux de toutes les autres stations françaises et à la plupart, sinon de toutes aussi, des autres stations d'Europe.

2.553 hommes, femmes et enfants sont employés par la Compagnie Fermière à ces différents travaux. Les opérations diverses pratiquées aux Etablissements thermaux en bains, douches, bains de lumière, bains de vapeur, etc., ont atteint le chiffre de 549.567.

Le développement de la guerre mondiale, l'occupation de plusieurs de nos départements du Nord et les difficultés de plus en plus grandes de transport ont forcément occasionné une marche progressivement descendante du chiffre des expéditions. En 1914, il est de 21.461.705 ; en 1915, de 17.239.037 ; en 1916, de 18.068.456 ; en 1917, de 13.062.411 ; en 1918, de 8.008.376.

Quoi qu'il en soit du ralentissement des transactions relevé dans ces dernières années, on peut juger, par le tableau statistique III, que, malgré la guerre de 1870, le mouvement des transactions n'a cessé de s'affirmer régulièrement. Maintenant que les régions envahies sont libérées, que s'accentue chaque jour la reprise des affaires et des communications, il semble permis de pronostiquer que la progression ascendante ne tardera pas à reprendre son développement normal.

Ce serait une omission regrettable de ne pas signaler

le service de l'exportation qui est fait dans les immenses ateliers de l'emballage, munis des derniers perfectionnements modernes, où les bouteilles sont rincées à l'eau stérilisée avec un soin minutieux et où elles sont soumises successivement aux manipulations du capsulage, de l'étiquetage, de l'emballage, etc., avec une habileté, une rapidité et un ordre parfaits. Pendant l'année 1910, la Compagnie Fermière a extrait des sources de l'Etat 109.960 kilogrammes de sels naturels de Vichy. Avec 2.480 kil. 300, on a fabriqué 90.266 kilogrammes de pastilles de Vichy, produit auquel son efficacité thérapeutique et l'excellence de sa préparation ont fait une réputation mondiale. Le reste, soit 107.556 kil. 700 a été livré comme sels naturels pour boisson ou pour bains, ou bien a servi à la préparation des comprimés. Il ne s'agit, dans ces statistiques, que de chiffres officiels relevés dans les comptes des établissements par les fermiers de l'Etat.

La visite de l'Embaliage et de la Pastillerie offre un très vif intérêt de curiosité.

Ce serait des millions de bouteilles encore, qu'il faudrait ajouter à ces listes, si l'on y faisait figurer les chiffres d'exportations particulières des divers établissements qui exploitent les eaux du bassin de Vichy, Saint-Yorre, Hauterive, Cusset, Abrest, Bellerive-sur-Allier, Saint-Priest-Bramefand et Saint-Sylvestre.

INDUSTRIE HOTELIÈRE

Malgré la progression considérable des baigneurs et des visiteurs qui viennent à Vichy annuellement, le développement de ces installations luxueuses, qui a gagné du Palace-Hôtel jusqu'à la Villa et à la Maison meublée la plus modeste, la cherté de la vie croissante, les facilités de logement sont restées très grandes dans la Station. Chacun, suivant ses goûts et ses moyens, peut s'y installer depuis au-dessous de 5 francs jusqu'au-dessus de 25 francs par jour.

Taxe de séjour. — La taxe de séjour est appliquée depuis le 15 Mai 1917, au taux de 2, 5, 10, 20 francs pour la saison, suivant la catégorie d'hôtel habité, (loi du 13 avril 1910). La perception en est exclusivement employée à faciliter le traitement des indigents et à favoriser le développement et la fréquentation de la Station, par des travaux d'assainissement et d'embellissement. 50.000 francs ont été prélevés pour l'installation électrique d'élévation des eaux.

Vichy a été érigé en Station hydrominérale par décret du 25 mai 1912, et pourvu, en octobre de la même année, d'une Chambre d'Industrie Thermale.

AVANTAGES PROFESSIONNELS ET SPÉCIAUX

La Compagnie Fermière accorde de son plein gré, la gratuité du traitement aux médecins de toute nationalité, ainsi qu'à leurs femmes et à leurs enfants non mariés, habitant sous leur toit. Elle leur fait remise de tous les droits qu'elle perçoit sur les entrées au Casino, et leur offre des places au Théâtre, suivant les disponibilités.

Un fait saillant de la vie vichyssoise, c'est que, à l'instar de la Compagnie Fermière, les établissements privés font tout ce qu'ils peuvent aussi pour faciliter aux médecins, l'usage sur place de leurs spécialisations particulières et que l'habitant accueille le visiteur et son hôte, avec une urbanité qui est devenue proverbiale.

STATION DE SÉJOUR

Vichy n'est pas seulement une Station thermale, c'est aussi une Station de villégiature, un séjour de choix des plus sélects et des plus agréables.

Les conditions de la vie moderne, en créant le tourisme, et une question de défense nationale, imposent désormais à une ville d'eau française, de mettre tout en œuvre, pour concurrencer ses rivales ennemies, et attirer en France le plus grand nombre des étrangers, qui s'étaient faits les hôtes les plus assidus des stations d'Outre-Rhin.

Ce serait être bien attardé, que de ne pas reconnaître que le temps n'est plus où le malade se laissait imposer une station thermale, où il ne trouvait pas réunis, à la richesse des sources d'eaux minérales bienfaisantes, la multiplicité et la rapidité des moyens de déplacement, les hôtels luxueux, les villas élégantes, des établissements balnéaires et des instituts physiothérapiques pourvus de tout le confort voulu, un casino avec des artistes de premier choix, des salles de fêtes, des concerts classiques, des parcs et des galeries ombragées, des sports variés, des excursions régulièrement organisées.

Bien avant la guerre, Vichy s'était préparé à engager cette lutte formidable contre les rabatteurs d'or pour les Empires Centraux et notre France renaissante. Vichy se devait, devait à son histoire de se placer à la tête du mouvement d'avant-garde, pour les progrès à réaliser.

Le choix, le nombre, la diversité des plaisirs mondains, que Vichy offre aux milliers de Français et d'étrangers, qui viennent chaque année s'y guérir, ou simplement s'y reposer, répondent à tous les désirs et à tous les goûts.

DISTRACTIONS

Au Casino, c'est le théâtre où sont joués nos chefs-d'œuvre anciens et modernes, les concerts classiques donnés par un des premiers orchestres du monde, les fêtes de nuit et de jour, les jeux divers.

Ce sont les soirées amusantes du Casino des Fleurs, de l'Elysée-Palace, du Jardin de Vichy, les multiples attractions des petits théâtres et cinémas ; puis les concerts si goûtés du matin et du soir, les jeux de tennis, de golf, les grandes fêtes vénitiennes sur l'Allier, etc.

SPORTS D'ÉTÉ

Pour ceux qui aiment les sports, Vichy a aménagé d'immenses emplacements, un champ de courses, un aérodrome. Chaque année, il organise des tournois sportifs : des courses hippiques, avec un grand prix de 100.000 francs, rivalisant avec celles d'Auteuil ; des concours de tir, de gymnastique, des courses de bicyclettes, des combats de taureaux. Courses nautiques et régates internationales, sur ce beau lac que forme le barrage de l'Allier, attirent des milliers de champions et de spectateurs.

EXCURSIONS

Les promenades aux alentours de Vichy, ne sont pas moins variées, ni moins intéressantes. C'est Bellerive, avec sa fontaine intermittente ; Cusset, si pittoresque avec ses vieilles maisons ; la Montagne-Verte, d'où l'on découvre toute la vallée de l'Allier.

On va à âne, à cheval ou en auto-car aux Malavaux, à l'Ardoisière, site délicieux de fraîcheur et de pittoresque, à Hauterive, au Hammam, aux Dômes, à la Tour, à Saint-Yorre, à Châteldon, ville aimée des archéologues, à Puy-Guillaume, où il y a d'importantes verreries. Les ruines de Montpéroux, ancien château des Templiers, le manoir féodal de Bourbon-Busset, le château et la forêt de Randan et même, si l'on veut pousser jusqu'au-delà de Saint-Germain, les ruines si curieuses du château de Billy sont des points d'excursion très goûtés.

Enfin, si l'on dispose d'une journée entière, on va visiter Thiers et la vallée de la Durolle, on grimpe jusqu'au rocher de Saint-Vincent et aux montagnes de la Madeleine. Des excursions sont organisées à jour fixe ; il existe même des trains spéciaux qui permettent d'aller dans la même journée à Clermont-Ferrand et aux stations d'Auvergne.

DEUXIÈME PARTIE

Les Spécialisations de la Cure hydrominérale

Considérations générales

JUSQU'ALORS la spécialisation des Stations n'a pu et elle ne pourra de longtemps encore, sans doute, être établie que par l'observation des faits cliniques accumulés et rapprochés des résultats thérapeutiques obtenus pour chacun d'eux. Néanmoins, les récentes et importantes acquisitions dans le domaine des sciences physico-chimiques et de la thérapeutique hydrologique expérimentale ont éclairé l'interprétation d'un grand nombre d'applications de la médication hydrominérale restées obscures. C'est pourquoi il était logique de ne pas séparer l'étude des spécialisations de la cure de Vichy, de la connaissance des propriétés physiques et chimiques de l'eau des différentes sources et de celle de son action physiologique et thérapeutique d'où découle la notion même de ses spécialisations. Enfin, il convenait de terminer cette étude par un exposé des adjuvants hygiéniques et compléments de la cure capables d'apporter une contribution utile à son évolution immédiate et à ses résultats définitifs.

La diététique devait trouver sa place à côté des grandes lignes de la thérapeutique hydrominérale applicable à des malades dont les états morbides tiennent souvent, en même temps qu'à des constitutions vicieuses, à des modes défectueux de se nourrir.

CHAPITRE PREMIER

Sources, Propriétés physiques et chimiques de l'eau de Vichy, Minéralisation, Température, Classification, Origine.

SOURCES

Il existe plus de cent soixante sources exploitées dans le Bassin de Vichy qui s'étend sur le territoire de cinq communes du département de l'Allier et de deux communes du département du Puy-de-Dôme. Quatorze seulement sont utilisées pour la cure d'eaux. Douze d'entre elles jaillissent sur le territoire de la commune de Vichy ; les deux autres émergeant sur le territoire de communes voisines, y sont amenées par des canalisations souterraines.

Sept de ces quatorze sources appartiennent à l'Etat, sont déclarées d'utilité publique et pourvues d'un périmètre de protection plusieurs fois agrandi. Depuis 1906, la superficie de ce périmètre est de 10.600 hectares.

PROPRIÉTÉS PHYSIQUES ET CHIMIQUES DE L'EAU DE VICHY

Le sel dominant des eaux du Bassin de Vichy est le bicarbonate de soude. Ces eaux diffèrent seulement entre elles par la quantité des sels dissous et par leur température ; quelques-unes, cependant, par l'adjonction à de faibles doses d'éléments métalliques, tels que le fer et l'arsenic. Elles présentent une si grande analogie et fixité de composition que le professeur Pouchet a pu écrire en 1906 : « La détermination chimique des principaux éléments en solution dans ces eaux a conduit à reconnaître que ceux-ci n'avaient subi aucune variation depuis les analyses de Bouquet et de Wilm. »

Les analyses de Bouquet ont été effectuées en 1854, celles de Wilm de 1881 à 1882 : ces dernières n'ayant déjà dénoté que de très légères différences relatives à la teneur des eaux en magnésie et en acide phosphorique.

Les recherches ultérieures n'ont porté que sur quelques éléments comme compléments des analyses générales. Je cite, avec le souci de ne commettre aucune omission, celles de Peyraud et E. Gautrelet, en 1886, sur la présence et le dosage de l'acide sulfhydrique dans certaines sources ; de F. Curie et de A. Laborde, en 1904, sur la radioactivité de l'eau de Chomel ; de L. Graux, en 1905, sur la détermination du point cryoscopique ; de Carle, en 1906, sur la présence du fluor et, la même année, de M. Moureu sur les gaz rares ; de Bretet, en 1906-1907, sur le degré hydrocalimétrique ; de Chamagne, en 1907, sur la présence de colloïdes, sur la conductibilité électrique des mêmes sources ; de A. Laborde et A. Lepape, en 1910, sur l'analyse au griffon des sources de Vichy au point de vue de la radioactivité ; de R. Glenard, en 1911, sur le pouvoir catalytique ; de H. Chassevant, en 1912, sur l'indice de réfraction et de la résistivité électrique de la Grande Grille, de l'Hôpital et des Célestins. Il faut signaler aussi les recherches de Frenkel sur l'hororadioactivité et de M. Aubert, sur le débit gazeux des sources du Bassin de Vichy.

Les limites de ce travail ne me permettent d'étudier ici que les seules sources qui sont employées pour le traitement hydrominéral sur place.

MINÉRALISATION

L'eau de Vichy est le type des eaux bicarbonatées sodiques fortes. Elle contient environ sept grammes de sels minéraux par litre, dont six grammes de bicarbonates, et le bicarbonate de soude à lui seul est voisin de $4^{gr}50$ à $5^{gr}60$.

L'eau est limpide, incolore sous un petit volume, légèrement salée, plus ou moins gazeuse à l'émergence.

En outre des bicarbonates, toutes les sources contiennent environ trente centigrammes de sulfate de soude, cinquante centigrammes de chlorure de sodium, vingt-cinq à quarante-cinq centigrammes de bicarbonate de potasse, des traces jusqu'à deux miligrammes d'arséniate de soude par litre, des sels ferriques.

L'acide carbonique a un rôle capital au point de vue chimique dans la composition de l'eau, c'est son excès qui tient la totalité des principes en dissolution ; au point de vue physiologique, ses effets anesthésiants et légèrement excitants en font un précieux agent thérapeutique.

Toutes les sources sont légèrement radioactives, mais certaines d'une action thérapeutique très grande n'ont qu'une radioactivité très faible. Presque toutes contiennent des colloïdes et possèdent un pouvoir catalytique.

Il est digne de remarque que, rapprochée de son alcalinisation, la teneur saline de sept grammes de l'eau de Vichy par litre la rend isotonique au sérum sanguin. Peut-être est-ce là une des raisons principales de son innocuité sur les tubes digestifs les plus sensibles, de sa rapidité d'absorption dans l'organisme et de sa puissance sur les échanges intra-organiques. Une analogie qui ne peut moins faire que de retenir l'attention, c'est que l'injection de sérum physiologique à 7,5 pour 1.000 et celle d'eau de Chomel déterminent des modifications de la tension artérielle presque superposables.

TEMPÉRATURE, CLASSIFICATION

A côté de leur minéralisation, le caractère le plus important de ces eaux est leur thermalité. Vichy a le privilège de posséder, en même temps qu'une abondance de sources minérales, des eaux dont le degré varie de

11° à 43°5. Cet écart de température les a fait classer en sources chaudes, tièdes et froides. Mais, qu'elles soient chaudes, tièdes ou froides, leur teneur en sels dissous est sensiblement la même, sauf pour CO^2 qui est en plus grande quantité dans les sources froides, d'où la moindre alcalinisation de ces dernières sur l'organisme.

Dans le groupe des eaux thermales sont rangés :

Chomel	43°5
Grande Grille	42°5
Hôpital	34°5
Lucas	29°25

A noter qu'aux buvettes, il se produit un abaissement thermique d'un à trois degrés, suivant les sources.

Dans le groupe des eaux athermales sont placés :

Les Célestins	15°
Parc	20°
Mesdames	16°
Lardy	20°

Il y a lieu de signaler aussi la source Dubois, dont la température est de 11°, qui est recommandée par certains médecins pour être prise après le repas comme eau digestive, en raison de sa fraîcheur et de la grande quantité de CO^2 qu'elle contient en dissolution.

Prélevées à leur griffon, toutes ces eaux sont aseptiques. Des injections intra-musculaires d'eau de l'Hôpital ayant 34°5 à l'émergence et d'eau des Lys (source des Dômes) ayant 58°, ont pu être pratiquées à ces températures, pendant vingt-cinq jours de suite, sans produire de réaction locale.

Si les sources chaudes sur place sont de beaucoup les plus usitées, c'est qu'elles sont un plus profond modificateur que les eaux froides.

ORIGINE

Toutes ces sources sont d'origine plutonienne, c'est-à-dire d'origine profonde volcanique. Elles proviennent de fractures ou diaclases de l'écorce terrestre relativement récentes, puisqu'elles datent de la fin de la période tertiaire.

Toutes les sources du Bassin de Vichy s'échappent de la faille qui sépare la Limagne des derniers contreforts du Forez ou de failles qui lui sont parallèles. La différence de leur thermalité s'explique par la proximité ou l'éloignement de la cheminée d'ascension de l'eau. Parfois, les eaux, à la sortie de la diaclase, s'épanchent au milieu de couches sableuses où elles forment de véritables nappes que les sondages vont mettre à jour, comme celles du bassin de Saint-Yorre. Il est d'évidence que l'eau qui s'est épanchée dans les nappes sableuses doit être plus froide que celle qui arrive de la profondeur.

Les sources de l'Hôpital et de la Grande Grille, qui sont situées directement sur des cassures, sont relativement très chaudes, de même que celles de Bellerive, du Dôme Central et de la Tour qui paraissent bien être en relation avec une faille parallèle au bord de la Limagne.

Il n'est pas douteux que la profondeur du captage exerce aussi une certaine influence sur la température de l'eau.

CHAPITRE II

Action physiologique et thérapeutique de la Cure

LES effets physiologiques et thérapeutiques des eaux de Vichy se présentent d'une façon très différente, suivant le choix qui a été fait de la source, le mode d'administration et la posologie de l'eau ; l'état anatomique de l'organe malade et les conditions d'impressionnabilité nerveuse individuelles.

CARACTÈRES PARTICULIERS DE CHAQUE SOURCE

Chaque source a ses caractères particuliers, sa personnalité et c'est un des points les plus curieux de l'action physiologique des eaux de Vichy de provoquer les réactions thérapeutiques qui leur sont propres, sans que cette dissemblance des effets physiologiques des différentes sources ait pu, jusqu'à ce jour, être scientifiquement interprétée.

Bien que consacrée par la majorité des faits, ces spécialisations ne sauraient toutefois être prises pour absolues. On a trop vécu jusqu'ici sur cette idée que les caractères particuliers de ces diverses sources leur confèrent *inviolablement* les propriétés spéciales applicables à toutes les maladies que les noms des principales de ces sources ont vulgarisées par l'étiquette sur la bouteille, aussi bien en France qu'à l'étranger.

On ne juge plus que le nom de la source est inscrit sur la figure des malades. Les abords des sources ont, depuis quelques années, perdu leur physionomie d'autrefois, si curieuse à observer. L'on voit maintenant voisiner fréquemment à l'Hôpital, à Chomel, à la Grande Grille, aux Célestins même, gastropathes, hépatiques, diabétiques, graveleux, goutteux, etc. Ce n'est pas que la composition de l'eau de Vichy ait changé, la constance de minéralisation est le caractère propre des eaux qui viennent de la profondeur. Mais les méthodes d'application thérapeutique ont reçu des directives d'une expérience moins empirique et des déductions de la médication expérimentale.

Dans cette étude on ne peut que se borner à faire un rapide exposé des caractères particuliers qui donnent à chaque source sa physionomie spéciale et laissent présager néanmoins que les diverses sources sont loin d'être interchangeables.

Source de l'Hôpital. — Eau tiède, bicarbonatée sodique ; eau alcalinisante par excellence.

Sources de la Grande Grille et de Chomel. — Toutes les deux chaudes, sensiblement comparables en minéralisation et en température ; contiennent des dérivés sulfureux (1 milligramme 1/2 en HS, Gautrelet) auxquels on a voulu attribuer l'action excitante de ces sources sur certains organes, en particulier le foie et le système nerveux.

Source Lucas. — Tiède, renferme des sulfurés alcalins, d'où elle tire son action plus particulière sur la peau.

Source des Célestins. — Froide, non sulfureuse, très chargée de CO^2 ; accélère la diurèse, mais demande que la perméabilité du rein soit surveillée et que la vessie soit tolérante.

Source du Parc. — La présence du sulfate de chaux dans son eau, qui l'a fait rapprocher du groupe vosgien, explique sans doute son action élective, qui était très appréciée par le professeur Albarran, sur le rein et les organes génito-urinaires. Son action diurétique s'exerce sans provoquer d'excitation trop active sur le rein et la vessie.

Sources Mesdames et Lardy. — Elles contiennent des sels ferriques et arsenicaux qui agissent puissamment dans la rénovation sanguine.

On sait que les eaux bicarbonatées métalliques agissent un peu à la manière des ferments, plus par la qualité de leurs sels que par leur quantité. Il y a donc lieu de tenir compte de la présence minime de certains sels particulièrement actifs comme les protosels de fer ou d'arsenic.

Il n'est peut-être pas hors de propos de faire ressortir ici l'importance, au point de vue de la fixation de l'élément ferrugineux, de la frappante analogie qui existe entre les déterminations pondérales du fer contenues dans les eaux de ces deux sources et celles que la physiologie assigne aux globules du sang.

On est trop enclin à considérer Mesdames et Lardy comme des sources secondaires. Ces deux sources cependant sont parmi les bicarbonatées sodiques fortes, celles dans lesquelles on rencontre de l'arséniate de soude où ce corps s'allie au bicarbonate ferreux aux doses les plus élevées.

MODES D'ADMINISTRATION ET POSOLOGIE DE L'EAU

Pour produire le maximum d'action, l'eau doit être prise en boisson et à jeun. Elle agit d'abord sur les sécrétions salivaires qu'elle régularise dans leur composition et leur volume ; puis elle déterge, par une sorte de décapage, la surface de l'œsophage et de l'estomac des mucosités et des résidus qu'elle entraîne dans l'intestin, comme permet de le constater le lavage de l'estomac pratiqué à jeun chez des sujets présentant un état saburral.

D'une façon générale, l'eau prise en boisson détermine

directement ou indirectement une excitation à des degrés très variables, suivant qu'elle est absorbée à doses fortes ou modérées. Cette excitation se fait sentir principalement sur tout le tube digestif et ses annexes, mais sa force peut être réglée au point d'obtenir une régularisation des fonctions sans provoquer des phénomènes de réaction trop accentués.

D'autre part, la gamme de thermalité est d'un grand secours pour l'utilisation thérapeutique de l'eau des diverses sources ; elle permet d'en adapter le choix pour le malade, selon le degré de son excitation gastrique.

ACTION DE LA CURE SUR L'ORGANISME

Si l'on étudie les propriétés physiologiques et thérapeutiques de la cure sur l'organisme, on observe qu'elles s'exercent en déterminant sur chacun des organes des phénomènes de sensibilité et de sécrétion ; sur la formule hémo-leucocytaire, des modifications importantes ; sur la tension artérielle, des variations propres à chaque source et sur les centres régulateurs de la thermogénèse, des écarts thermiques à peine appréciables.

Son action se fait sentir :

Sur l'estomac, par les effets légèrement anesthésiants de CO^2 sur les terminaisons nerveuses, la neutralisation partielle ou totale par les bicarbonates des acides de fermentation et par une excitation variable, suivant les doses d'eau ingérée et l'heure de son absorption, de la sécrétion chlorhydrique qui normalise l'évacuation stomacale.

L'action sédative est précieuse dans les affections douloureuses de l'estomac. L'action sécrétoire se traduit par une stimulation de l'appétit qui renaît ou s'accroît, au point parfois de provoquer des bâillements ou des tiraillements d'estomac, rendant l'heure des repas impérieuse. Mais bientôt se produit la régularisation de la fonction gastrique.

Sur l'intestin, par production d'un ferment, la sécrétine, et par modifications indirectes des sécrétions intestinales, sous l'influence d'un chyme plus complètement élaboré.

A la constipation, qui complique fréquemment d'une façon opiniâtre le début du traitement et résulte en grande partie de la réduction du volume des fèces par suite du travail digestif plus complet des aliments, succède lentement, ou après des débâcles bilieuses, la régularisation du fonctionnement intestinal.

Plus rarement on observe la diarrhée, lorsqu'est dépassé le pouvoir absorbant du tube digestif pour le bicarbonate, qui est limité par une dose partielle de quatre à cinq grammes. On trouve alors le sel dans les garde-robes.

Sur les premières parties du tube digestif, les eaux agissent donc en détergeant la muqueuse buccale, œsophagienne, gastrique et intestinale ; en calmant le spasme pylorique par une meilleure élaboration ou une rectification du suc gastrique et en activant, sans produire d'excitation trop vive, la contraction musculaire de l'estomac et de l'intestin.

L'absorption de l'eau a-t-elle lieu dans l'estomac ou dans l'intestin et sous quelle forme ?

Ceux qui admettent que l'absorption se passe dans l'estomac l'expliquent en disant que l'eau, en arrivant sur la muqueuse gastrique, détermine, aux dépens du chlorure de sodium du sang, une sécrétion chlorhydrique considérable qui neutralise le bicarbonate, l'excès de soude restant en circulation. C'est d'après ce mécanisme indirect que Rabuteau a étayé sa théorie de l'alcalinisation des humeurs.

Etant donné la rapidité du passage de l'eau dans l'estomac et le faible pouvoir absorbant de sa muqueuse, il est plus vraisemblable de supposer que son absorption a lieu dans l'intestin, en nature ou sous forme de combinaison.

Sur le foie et le pancréas, en régularisant par une

action élective la circulation porte, en stimulant la sécrétion biliaire, en excitant par la sécrétine non seulement le foie, mais encore le pancréas, en produisant des modifications humorales sur le chimisme hépatique tel que l'abaissement du taux de la cholestérine qui peut être ramené à la normale et en agissant par des actes synergiques sur l'ensemble des fonctions de la cellule hépatique, dont l'état de défense contre les toxi-infections est augmenté.

Pour être moins évidente que sur les fonctions de l'estomac et de l'intestin, l'action des eaux sur le foie et le pancréas n'en est pas moins démontrée par les manifestations qui se font sentir sur ces organes.

Ces données, pour la plupart fournies par la clinique, expliquent bien l'heureuse influence de la cure dans les affections hépatiques et dans celles des voies biliaires; mais elles demandent pour être acceptées scientifiquement le contrôle de la méthode expérimentale.

Déjà, pour certains éléments isolés de la sécrétion biliaire, comme la cholestérine, des recherches entreprises à l'Hôpital militaire de Vichy, — en application des doctrines du professeur Chauffard, — ont montré que sous l'influence de la cure, la cholémie s'est sensiblement abaissée chez des paludéens et des coloniaux présentant du subictère sans participation active du foie ni des voies biliaires, tandis qu'elle a augmenté chez des malades atteints de lithiase biliaire ou d'accidents plus ou moins récents de cholécystite. Mais les recherches ont porté sur un nombre de cas trop restreint pour autoriser des conclusions définitives.

De même, l'examen systématique du foie chez les lithiasiques a montré que la fonction glycogénique tend à redevenir normale sous l'influence de la médication alcaline.

Les études sur la dissociation de la sécrétion biliaire ne manqueront pas d'inciter les chercheurs scientifiques de la Station à les utiliser comme un appoint important pour apprécier, par les variations de la rétention biliaire sous l'action de la cure, le degré d'altération fonctionnelle de la cellule hépatique et la valeur thérapeutique de l'eau de Vichy, en comparant ses effets au résultat de l'épreuve.

La notion de la dissociation de la sécrétion biliaire est l'œuvre d'Abrami, de Brulé, Lemière, A. Weill, Brault et Garban. Or, si la recherche des acides biliaires dans le sérum est une opération trop délicate et même trop incertaine pour être à la portée du médecin, la réaction de Hay et l'épreuve des hémoconies, en renseignant sur le passage des acides biliaires dans l'intestin, seront des procédés assez pratiques pour orienter ses recherches chez les malades soumis à la cure hydrominérale.

Sur la circulation, en déterminant une suractivité circulatoire variable selon l'emploi de la source, la quantité d'eau ingérée et l'état de la perméabilité rénale. De là, une modification des états torpides, surtout dans les engorgements abdominaux dus à un mauvais fonctionnement de la circulation porte, et des congestions passives d'organe. De là aussi, la nécessité de surveiller les parties faibles du système cardio-vasculaire.

Sur le rein, en provoquant une diurèse qui est en rapport avec l'état de la perméabilité de l'organe et permet une action désintoxicante. Dans la règle, peu augmentée au début du traitement, elle devient intense après le premier septénaire et se rapproche insensiblement de la normale dans les derniers jours du traitement.

Dans le plus grand nombre des cas, l'acidité totale a tendance à baisser, mais les urines sont amphotères, rarement alcalines.

L'acide urique diminue notablement : les débâcles d'acide urique et d'urates qui sont fréquemment observées, le plus souvent avant les crises thermales, peuvent être considérées comme critiques.

Sur l'appareil utéro-annexiel, en régularisant la circulation abdominale et pelvienne et en corrigeant l'acidité des sécrétions utérines par la forte minéralisation de l'eau et son pouvoir sur l'état constitutionnel. La poussée congestive fréquemment observée pendant la cure, parfois prolongée plusieurs mois après elle et pouvant se traduire depuis une simple suractivité de la menstruation jusqu'à d'abondantes et interminables ménorrhagies, n'est constatée que lorsqu'il est fait usage d'une eau hypertensive chez les sujets porteurs de lésions du côté de l'utérus et des annexes.

Des faits d'observation clinique ont montré que l'acidité des sécrétions utéro-vaginales est modifiée soit directement soit indirectement par le traitement de Vichy.

Sur la nutrition générale, par l'augmentation des échanges respiratoires et du rapport azoturique, ainsi que l'abaissement du coefficient d'imperfection uréogénique.

Sur la formule hémo-leucocytaire, en déterminant sur la composition du sang les modifications suivantes qu'ont établies les études expérimentales pratiquées sur la chèvre pendant la période d'allaitement physiologique, à savoir que :

1° La cure thermale habituelle de Vichy (ingestion) ne peut être accusée, tout au moins chez l'individu sain, de produire soit l'anémie quantitative (hypoglobulie), soit l'anémie qualitative (diminution de l'hémoglobine) ;

2° La cure de l'Hôpital donnée en injections hypodermiques (posologuée à 50 °/₀ de la cure habituelle *ab ore*) occasionne, pendant les deux premiers septénaires, une excitation indéniable des organes hématopoïétiques (hyperglobulie, leucocytose) bientôt suivie, pendant le troisième septénaire, d'un épuisement de ces organes qui se traduit par l'association d'hypoglobulie, de leucopénie et de diminution de l'hémoglobine. Le retour à la normale s'effectue pendant la période de réaction post-thermale.

La cure de Mesdames produit une augmentation importante des hématies (plus de 2.000.000) et une augmentation légère de l'hémoglobine (passée de 70 à 80, app. de Tallqvist) ;

3° La cure thermale de Vichy entraîne une légère leucocytose persistant, dans la majorité des cas, pendant plus de deux mois.

Ces résultats ont été communiqués à la Société de Biologie (séance du 30 juillet 1909) ; ils concordent avec ceux de Pupier, de Lalaubie, de Lafeuille, Paris et Viguier et réduisent à néant l'accusation que les eaux de Vichy ont une action débilitante et anémiante. Leur action reconstituante, scientifiquement démontrée par les travaux de physiologie expérimentale, ne saurait plus aujourd'hui être méconnue.

Sur la tension artérielle, en produisant des variations dont l'interprétation est de la plus haute valeur pour les prescriptions thérapeutiques qu'elle commande. Des recherches physiologiques sur l'action des sources chaudes de Vichy, dans les mêmes études expérimentales que celles précitées, ont conduit aux conclusions suivantes :

1° Chez les sujets à tension normale, l'eau des sources chaudes (Hôpital, Grande Grille, Chomel, Cornélis, les Lys) administrée à doses thérapeutiques en boisson ou en injections hypodermiques, a exercé sur la pression sanguine une action variable suivant les sources.

L'eau de l'Hôpital n'a entraîné aucune modification appréciable ; l'eau des autres sources a provoqué des effets hypertensifs, mais très différents comme intensité ;

2° L'eau de Chomel (43°) et celle de la Grande Grille (41°), sensiblement de même composition minérale et ne différant que par deux degrés de température, ne modifient pas la pression sanguine proportionnellement à la différence de leur thermalité ;

3° L'action dynamique de l'eau de Vichy s'exerce plus puissamment avec l'eau de la Grande Grille en injections hypodermiques qu'en injection dans l'estomac. Les deux modes d'administration ne font constater aucune différence appréciable avec l'eau de l'Hôpital ;

4° L'eau de Vichy, administrée en boisson ou en injections hypodermiques, doit être posologuée d'après son action dynamique sur la tension artérielle. *Pour la Grande Grille notamment, surtout employée en injections hypodermiques, la mesure de la tension artérielle est d'un intérêt clinique de haute valeur.* En boisson, même progressivement administrées, les doses de 3 à 10 grammes par kilogramme d'animal, sont un peu trop élevées ; en injections hypodermiques, celles de 1 gr. 50 à 5 gr. ont une action qui dépasse la portée d'une thérapeutique rationnelle.

Sur les centres régulateurs de la thermogénèse, en ne provoquant que des variations thermiques constatées d'une façon trop irrégulière et à des degrés trop faibles pour leur attribuer un caractère autre que celui d'une légère hyperthermie.

Il résulte, en effet, de recherches expérimentales :

1° Que chez l'animal sain, en équilibre nutritif, l'eau de Vichy, même celle de ses eaux les plus chaudes (Chomel et Grande Grille), administrée à des doses thérapeutiques, en boisson ou en injections sous-cutanées, n'a pas provoqué de fièvre thermale.

2° Qu'il n'y a pas eu de rapport direct entre le degré d'action que l'eau a exercé sur les centres régulateurs de la thermogénèse et le degré d'hypertension qu'elle a déterminé.

De leur côté, les faits cliniques démontrent que l'apparition de la fièvre au cours du traitement hydrominéral doit faire songer au réveil d'une infection préexistante ou à l'invasion dans l'organisme d'un agent infectieux.

CONDITIONS D'IMPRESSIONNABILITÉ NERVEUSE INDIVIDUELLES

De ce qu'il n'existe pas de fièvre thermale essentielle,

on ne saurait mettre en doute qu'on observe chez certains sujets, surtout les nerveux, un état d'excitation variable dans ses manifestations, débutant parfois avec les premières ingestions d'eau minérale, qui semble mériter le nom de Période d'excitation thermale.

La Période d'excitation normale, à peine marquée par quelques variations thermiques, traduit en quelque sorte une surprise de l'organisme qui cède devant l'accoutumance du sujet à l'action de la médication hydrominérale.

Il ne faut pas confondre la Période d'excitation thermale avec la Crise thermale qui apparaît comme une réaction de défense contre les altérations provoquées par la cure alcaline et une lutte de l'organisme qui s'efforce de se débarrasser, par les divers émonctoires, des déchets de la nutrition cellulaire charriés par l'eau dans le sang.

Elle apparaît fréquemment vers le 10-12-14e jour de la cure en provoquant des réactions plus ou moins marquées du côté de l'appareil digestif, le plus souvent avec participation active du foie, principalement chez les lithiasiques et les goutteux.

Beaucoup plus rare et avec une expression symptomatique bien moins nette apparaît, vers la 5e ou 6e semaine qui suit le traitement, une autre crise réactionnelle qui est dénommée Crise post-thermale.

Ces crises, surtout la Crise thermale, ne sont pas indispensables au succès de la cure. Cependant, nombre de médecins reconnaissent à cette dernière une valeur particulière pour son pronostic.

Sous l'influence, également de l'action excitante de la médication alcaline, peut-être instituée trop énergiquement, il se produit parfois, chez des sujets en état particulièrement éréthique, un autre épisode du traitement qu'on a appelé la Poussée thermale. C'est un phénomène plus rare que la Crise thermale et qui paraît être exclusivement sous la dépendance des conditions saisonnières ; on ne l'observe que lorsque la température de l'atmosphère est très élevée. Sans date d'apparition ni lieux d'élection apparaît sur la peau du corps une éruption miliaire ou maculo-papuleuse, très prurigineuse, quelquefois très tenace ; elle ne s'accompagne ni de manifestations de réaction générale marquées ni de phénomènes d'intolérance pour l'eau.

Pour certains médecins elle n'est qu'un degré plus accusé de la Période d'excitation thermale. Ce qui établit la ligne de démarcation entre les deux états, c'est que la Poussée thermale ne se déclare pas dans les premiers jours du traitement, qu'elle ne s'accompagne ni de manifestations digestives, ni de dégoût pour l'eau et que, très souvent, elle coïncide avec l'amélioration des symptômes morbides.

Ces incidents de la cure s'observent moins fréquemment et à un degré d'intensité moindre, depuis que les eaux de Vichy ont cessé d'être systématiquement prescrites avec des libéralités médicales ayant parfois atteint des doses fabuleuses.

EPOQUE ET DURÉE DE LA CURE

On peut en toute saison faire une cure d'urgence à Vichy. La saison officielle commence le 1er mai pour finir le 15 octobre.

La grande saison (juillet-août) convient aux malades qui, tout en voulant s'occuper de leur santé, aiment à trouver à Vichy les divertissements qui sont multipliés à plaisir et une société des plus élégantes.

L'avant-saison (1er mai-30 juin) et l'arrière-saison (1er septembre-15 octobre) donnent satisfaction aux baigneurs qui désirent le calme et la tranquillité. Les grands malades auront intérêt à venir à Vichy à ces deux périodes extrêmes, de façon à éviter les chaleurs caniculaires et la grande affluence du mois d'août.

Le rite traditionnel et fatidique des vingt et un jours de cure perd chaque année de ses plus tenaces adeptes.

La durée de la cure ne saurait être égale partout pour des raisons de climat, de spécialisations médicales, de situation particulière, etc... Pour Vichy, la durée moyenne de la cure doit être de vingt-cinq jours de traitement effectif. Encore y aurait-il avantage à l'interrompre entre le douzième et le quinzième jour, pour éviter des phénomènes réactionnels trop intenses. Cette interruption est surtout nécessaire dans les cas de cholélithiase et surtout de cholécystite où il peut arriver qu'on ait à obtenir une diminution de l'excitabilité vésiculaire par un traitement médical approprié, avant de continuer l'usage de la médication hydrominérale.

Il est généralement admis que la deuxième et la troisième cures sont relativement plus efficaces que la première. Ce qu'il y a de certain, c'est que l'organisme, sans doute plus ou moins délivré de l'infection, paraît réparer les lésions qu'il a causées avec une stimulation plus active.

L'ALLONGEMENT DES PÉRIODES DES SAISONS THERMALES

La question de l'allongement des périodes des saisons thermales, comme celle de la prolongation de la durée de la cure, a été soulevée depuis plus d'un demi-siècle par de nombreux médecins de la Station, mais elle ne s'est posée, jusqu'à ces dernières années, que pour le médecin hydrologue. C'est devant le public français et étranger que le Touring-Club de France a mis le sujet à l'ordre du jour en le présentant avec une sorte de caractère d'urgence, du fait de la présence des Américains dans notre pays.

Le 14 avril 1918, une réunion de l'Office national du Tourisme s'est tenue dans le grand amphithéâtre de la Faculté de médecine de Paris, présidée par le Ministre des Travaux publics, pour l'étude de cette importante question. Des discours ont été prononcés, pour en exposer les avantages, par M. le docteur Bardet, secrétaire général de l'Institut d'Hydrologie, au nom du professeur Robin, empêché d'assister à la réunion ; par M. Fernand David, au nom du ministre, et par M. Defert, vice-président du Touring-Club de France.

Tout en s'associant à la tâche que poursuit avec ardeur l'Office national du Tourisme, le Corps médical ne saurait chercher à atteindre le même but que lui pour les mêmes motifs. Comme lui, il a le souci de propager une organisation qui permette d'attirer dans nos Stations balnéaires tous les malades de France et de l'étranger qui peuvent retirer les bienfaits de leurs spécialisations. Mais, tandis que le médecin ne peut se préoccuper du développement de nos Stations thermales qu'en ayant pour objectif principal, sinon exclusif, l'intérêt du malade, l'Office national du Tourisme cherche autre chose de plus dans l'allongement des périodes des saisons thermales, touristiques et climatiques ; cette autre chose, c'est une œuvre d'intérêt général, une œuvre surtout d'ordre économique, une meilleure utilisation des richesses naturelles et des beautés admirables que recèle notre pays. C'est, il est vrai, travailler aussi pour la santé des malades. Ce qu'on peut dire, c'est que le Corps médical est aujourd'hui complètement d'accord avec les intérêts touristiques. C'est l'affaire, désormais, du médecin et des syndicats d'initiative de favoriser cette œuvre de propagande, si féconde en résultats utiles, et de faire l'éducation du public.

CHAPITRE III

Indications et Contre-indications

L'INDICATION pour le médecin qui envoie aux eaux est de n'y envoyer que les malades pour lesquels la cure est réellement indiquée.

L'indication pour le médecin qui dirige la cure est de n'en prescrire les divers éléments qu'avec un choix judicieux et de n'en pas perdre de vue l'application. Le premier médecin doit être très averti ; le second, très prudent,

Si l'on ajoute à ces considérations que les eaux de Vichy sont d'une très puissante activité et qu'elles peuvent faire beaucoup de bien ou beaucoup de mal, suivant qu'elles seront prescrites, avec ou sans discernement, on conçoit la nécessité de la collaboration médicale qui doit exister entre le médecin qui envoie le malade aux eaux et celui qui dirige la cure thermale. Envoyer ou garder un malade indésirable, c'est nuire à la fois au malade, au médecin, à la Station. Il y a donc une importance capitale à préciser les spécialisations de la cure hydrominérale, c'est-à-dire à connaître :

1° Les maladies qui sont nettement justiciables de la cure ;

2° Les maladies où un état morbide et des conditions individuelles exigent des ménagements dans les applications du traitement thermal ;

3° Les maladies qui contre-indiquent temporairement ou absolument l'emploi des eaux.

INDICATIONS DE LA CURE

I

Les maladies qui sont nettement justiciables de la cure :

Affections de l'estomac. — Les dyspeptiques forment le groupe le plus nombreux des malades qui fréquentent Vichy. En règle générale, on peut dire que toutes les dyspepsies sont tributaires de ses eaux, depuis la dyspepsie ou bradypepsie due à un simple ralentissement des digestions stomacales jusqu'aux dyspepsies plus complexes qui résultent d'un vice de fonctionnement des organes de la digestion, glandes stomacales, glandes intestinales, pancréas, foie. Mais il y a une sélection à faire, pour établir les dyspepsies qui en sont justiciables. Dans cette classe sont :

La dyspepsie atonique, hypochlorhydrique, hyposthénique, forme dans laquelle les bénéfices de la cure sont certains et rapides. Dans la dyspepsie spasmodique, hyperchlorhydrique, hypersthénique, les résultats dépendent de la nature et du degré de la lésion qui commande le syndrome pylorique. La grande hyperchlorhydrie avec syndrome de Reichmann masque souvent l'ulcère ou le tabès. Aussi, les grands hyperchlorhydriques viennent peu à Vichy et n'y reviennent pas ; non seulement ils n'y sont pas soulagés, mais il arrive même que leurs crises deviennent plus intenses et plus douloureuses. Par contre, les hyperchlorhydriques intermittents, ceux dont la muqueuse n'est pas très altérée, y trouvent une sédation rapide et une amélioration durable.

Les dyspepsies secondaires, par altération humorale ou dyscrasie arthritique dans ses modalités diverses : migraine, uricémie, lithiases, goutte, diabète, etc., la dyspepsie des chlorotiques ou bien celle des toxi-infectés par alcoolisme, paludisme, tabagisme, séquelles gastro-intestinales des pays chauds. Ici, l'action de la cure est remarquable, immédiate et profonde. La dyspepsie éthylique est le type du groupe de ces affections qui est le plus rapidement modifié ; plus de pyrosis, plus de pituite.

Affections de l'intestin. — Les dyspepsies intestinales liées à une insuffisance fonctionnelle de l'estomac persistante ou concomitante ou bien à une lésion du foie directement justiciable de la cure. Ainsi les débâcles séreuses des arthritiques et la diarrhée prandiale disparaissent ou éprouvent une notable amélioration.

La diarrhée polycholique, fréquemment accompagnée de vomissements bilieux matutinaux, plutôt due à une suractivité hépatique qu'à des troubles gastro-intestinaux et qui se manifeste habituellement par du gonflement du foie et de la sensibilité douloureuse dans l'hypocondre droit, est accrue avec les premières doses d'eau, mais s'atténue, s'éloigne et même disparaît après une méthodique direction du traitement hydrominéral.

La diarrhée et la dysenterie chroniques des pays chauds, dans lesquelles l'action de la cure s'affirme avec la puissance d'une médication spécifique.

La constipation dans le seul cas où elle dépend d'une insuffisance quantitative ou qualitative de la sécrétion biliaire.

La lithiase intestinale, par action indirecte du traitement sur l'état humoral ou constitutionnel.

Les hémorroïdes, surtout, lorsqu'elles sont étroitement liées à des troubles gastro-hépatiques. Ce que Vichy fait disparaître dans les hémorroïdes, ce sont les phénomènes d'éréthisme, de congestion, de stase sanguine, provoqués par le barrage vasculaire qui résulte de l'hypertension portale.

L'atonie gastro-intestinale, si fréquente chez les femmes, les sédentaires, les vieillards, qui est entretenue par la constipation opiniâtre pouvant alterner avec de la diarrhée et production de muco-membranes, se manifeste par du ballonnement, du gargouillement, la corde colique, de la dilatation cœcale, du retard digestif et s'accompagne de néphroptose à ses divers degrés et de nombreux troubles réflexes, tire le plus grand profit de l'action excito-motrice des eaux.

Affections du foie. — La spécialisation des eaux de Vichy dans les affections du foie est tellement connue des médecins qu'aucun d'eux ne peut prononcer le nom de Vichy sans y associer celui des affections hépatiques qui en sont les plus tributaires. Mais une notion domine leur thérapeutique hydrominérale ; c'est que la cure sera d'autant plus efficace qu'elle leur sera appliquée plus près de la période initiale. Ce qui ne laisse pas souvent que d'être très difficile, un grand nombre d'entre elles ne se traduisant pendant longtemps que par des troubles fonctionnels connexes avec d'autres systèmes organiques.

Au point de vue pratique, il y a le plus grand intérêt à reconnaître les hépatomégalies qui régressent sous l'action de l'eau de Vichy. Celles qui en bénéficient très largement depuis la notable amélioration jusqu'à la guérison complète sont les suivantes :

a) Congestions actives du foie, à départ gastro-intestinal et ayant pour facteurs étiologiques les plus habituels l'alcool et les excès alimentaires. Dans cette catégorie, il faut ranger l'hépatomégalie si fréquemment observée dans les dilatations d'estomac (Bouchard) ; celles qu'on rencontre non moins fréquemment dans les troubles gastro-intestinaux des enfants (Millon) ; celles qu'on note dans l'évolution des cirrhoses dyspeptiques (Boix) ;

b) Congestions diathésiques, dont le type est le gros foie du diabétique (Fr. Glénard), du goutteux, du lithiasique, de l'obèse ;

c) Congestions par intoxication ou toxi-infection dans lesquelles il faut placer les troubles hépatiques des paludéens, des dysentériques des pays chauds, des intoxiqués par poison chimique : morphine, cocaïne, nicotine, arsenic, mercure, etc., des toxi-infectés par grippe, fièvre typhoïde, puerpéralité, etc. ;

d) Congestions mécaniques, au premier rang desquelles figure le foie cardiaque, mais c'est l'état du cœur et des vaisseaux qui pose l'indication.

Toutes ces congestions, ainsi que les glycosuries digestives ou autres troubles d'insuffisance fonctionnelle qui les accompagnent si fréquemment, au même titre les vomissements acétonémiques chez les jeunes sujets, sont au premier chef justiciables de Vichy.

e) Cirrhoses hypertrophiques. La diminution de volume peut-elle s'opérer sur un foie atteint de cirrhose hypertrophique, sous l'influence de la cure alcaline ?

Le fait clinique qui confirme l'utilité de cette médication est indéniable. Dans la majorité des cas, on constate une diminution du volume du foie des plus nettes, mais incontestablement elle est moins accusée que dans les simples congestions hépatiques, passives ou actives, d'origine cardiaque ou dyspeptique.

Comment interpréter pareil résultat ? Il y a tout lieu de croire que dans toutes les cirrhoses hypertrophiques, quelle qu'en soit la cause, à l'élément fibreux interstitiel s'ajoute un élément congestif. C'est sans nul doute la congestion ainsi ajoutée à la sclérose qui est seule influencée par la médication alcaline ; d'où la réduction de volume de ces foies cirrhotiques.

Hypertrophique ou atrophique, dans l'une ou l'autre forme, c'est la congestion à répétition qui ouvre la scène. C'est au stade de précirrhose que Vichy sera très favorable ; le traitement doit donc être précoce. A la période de sclérose constituée et étendue, l'action de la cure sera utile encore, mais limitée à une meilleure irrigation de la circulation hépatique dans les territoires restés sains. Elle activera la formation des voies de suppléance destinées à établir la circulation défectueuse et à prévenir la généralisation ultérieure de la sclérose en corrigeant l'élément congestif qui la favorise. Son action secondaire aussi est de stimuler les fonctions digestives. Les cirrhoses d'origine sanguine sont les plus notablement et les plus rapidement modifiées. Ces considérations sur le *foie variable* tirées de l'épreuve de la cure s'accordent avec les conclusions formulées par Mongour que « les cirrhoses à foie variable atrophiques ou hypertrophiques sont susceptibles de guérison ; que ces mêmes cirrhoses paraissent difficilement curables dans tous les cas où le foie ne présente pas ces variations physiologiques de volume ».

Mais pour le pronostic de la cure, il y aura toujours lieu d'observer si, concurremment, la rate subit des variations de volume. Si la régression ne s'opère pas parallèlement du côté de cet organe, ce serait se leurrer sur le pronostic éloigné de la cure que de tabler uniquement sur la réduction des dimensions du foie ; et on voit fréquemment de tels cirrhotiques, chez lesquels le foie avait seul régressé, succomber à des hémorrhagies intestinales dans la période post-thermale ou quelques semaines plus tard. C'est que la régression du foie, quand elle apparaît isolément, non seulement ne signifie pas guérison, mais qu'elle est le présage, sinon d'une perte absolue de la fonction, au moins d'un affaiblissement dont on doit redouter de ne pouvoir enrayer l'évolution. Si le foie et la rate ont diminué sensiblement l'un et l'autre, c'est qu'il s'agit encore plutôt d'organes congestionnés que sclérosés et à cette phase d'évolution tout espoir de guérison n'est pas perdu.

Il est deux types d'hépatomégalies souvent observés à Vichy qui ne régressent pas sous l'influence de la cure. L'une, l'hépatomégalie syphilitique, peut secondairement y être efficacement traitée ; l'autre, l'hépatomégalie déterminée par le kyste hydatique, n'y subit aucune modification.

Des hépatomégalies d'origine dyspeptique peuvent être

prises pour une syphilis du foie. L'épreuve de la leucocytose générale et de l'éosinophilie, surtout la réaction de Wassermann, élucideront le diagnostic.

La syphilis même étant reconnue, il y aura intérêt à associer ou à compléter l'un par l'autre le traitement spécifique et le traitement hydrominéral, ce dernier constituant le meilleur adjuvant des médications mercurielles et iodurées intensives pour la liquidation des séquelles digestives et hépatiques.

Le kyste hydatique peut simuler une hépatomégalie d'origine dyspeptique ou lithiasique. Mais il est constant que dans les kystes du foie, l'hypertrophie de suppléance due à l'augmentation de volume des cellules hépatiques reste tout-à-fait invariable sous l'influence de la cure et même après des cures successives.

La cure est également sans influence sur les pseudo-crises de colique hépatique avec ou sans subictère qu'on observe au cours de l'évolution descendante ou abdominale du kyste. Il est exceptionnel qu'un kyste hydatique se manifeste par des coliques hépatiques franches avec ictère par rétention et décoloration des matières. Avant d'envoyer à Vichy le malade soupçonné d'être atteint de kyste hydatique, l'indication s'impose donc de faire pratiquer la réaction de Weinberg-Parvu et l'examen radioscopique.

Ictères chroniques. — Dans les ictères choluriques, complets ou dissociés mais apyrétiques, la cure est la médication de choix. Le pronostic des rétentions biliaires dépend moins des lésions des voies biliaires que du degré d'altération de la cellule hépatique. Et la clinique montre que des cirrhoses peuvent être consécutives à l'obstruction prolongée du cholédoque et subir, si l'obstacle siégeant sur les voies biliaires a été levé tardivement, une marche progressive et constante. Il est donc logique de prescrire la cure hydrominérale de bonne heure, pour éviter que la rétention de la bile dans le foie mette la cellule hépatique en péril. Elle demande à être renouvelée si l'on veut lutter à temps contre la menace persistante d'insuffisance hépatique.

Cette indication ne saurait s'appliquer aux ictères hémolytiques, le foie demeurant hors de cause ou n'intervenant sans doute que pour une part très secondaire et continuant à fonctionner normalement.

Lithiase biliaire et coliques hépatiques. — La lithiase biliaire occupe une des premières places, sinon la première, parmi les maladies justiciables de la cure de Vichy.

Cette spécialisation thérapeutique s'explique par l'action complexe, directe, antidiathésique ou humorale que l'eau de Vichy exerce à la fois dans la lithiase biliaire ; par la facilité et la rapidité avec lesquelles elle s'introduit dans la circulation porte, modifie le chimisme hépatique et abaisse, chez les lithiasiques hypercholestérinémiques, jusqu'à le ramener à la normale, le taux de la cholestérine ; par une amélioration des fonctions de la cellule hépatique et par une stimulation des échanges nutritifs.

Il n'est plus de règle de demander aujourd'hui à la médication hydrominérale l'action excito-motrice, pour poursuivre une guérison radicale ; ce qu'on recherche, c'est une guérison relative, apparente, par la diminution de l'excitabilité vésiculaire, la sédation de la douleur et la suppression ou l'éloignement des crises ; ce sont des modifications quantitatives et qualitatives dans la sécrétion et sur l'ensemble du métabolisme nutritif qu'on désire obtenir.

Dans la lithiase à manifestations paroxystiques, le succès de la cure est la règle. Dans la lithiase à manifestations continues, la cure a des chances d'autant plus grandes de réussir qu'elle est commencée avec plus de douceur et conduite avec plus de prudence.

Maladie essentiellement chronique et sujette à des récidives, souvent entretenue par une viciation humorale, la cholélithiase demande des cures répétées.

Maladies de la rate. Paludisme. — Dans la congestion et l'hypertrophie de la rate, la cure de Vichy a une puissante efficacité contre ces états lorsqu'ils sont liés à des toxi-infections comme celles observées dans la fièvre typhoïde, la grippe, surtout dans la malaria ou bien lorsqu'ils sont sous la dépendance d'une gêne circulatoire dans la région portale (rate hépatique).

L'intoxication palustre est si remarquablement améliorée par les modifications apportées dans les fonctions des organes hématopoïétiques et le relèvement des fonctions des organes digestifs que, pour beaucoup de médecins coloniaux, la cure du paludisme chronique est le triomphe des eaux de Vichy.

Maladies des reins. — Ce serait illusoire d'attendre de la cure la régression d'un processus de néphrite ou la disparition d'une albuminurie d'origine absolument rénale.

Cependant, lorsqu'il y a lésion rénale légère et à son début, le traitement hydrominéral peut procurer des avantages qui ne sont pas négligeables. « La médication alcaline, dit Lecorché, suffit parfois pour s'opposer à l'évolution de la néphrite parenchymateuse qui s'arrête alors à sa première période. » Tout signe de diminution de la perméabilité rénale commande une très grande prudence dans la direction du traitement.

Chez le Brightique pur, mieux vaut ne pas recourir au traitement de Vichy dont on aura à redouter la perturbation qu'il provoque, au moins momentanément, dans l'appareil urinaire, élévation du taux de l'albumine, augmentation des œdèmes et souvent rétention chlorurée qui donne l'illusion que le malade a augmenté de poids avec profit.

Albuminuries curables. — Les albuminuries orthostatiques de l'adolescence, dyspeptiques, hépatiques, goutteuses, graveleuses, diabétiques, peuvent être améliorées si la cause qui les conditionne relève de la cure de Vichy.

Les albuminuries digestives, dyspeptiques ou hépatiques, sont celles qui en retirent les meilleurs résultats ; parfois, l'albumine disparaît définitivement. Le coefficient d'irréductibilité de l'albumine commence avec le processus de néphro-sclérose. Ce qui a disparu, c'est la part d'albuminurie qui relève du fonctionnement imparfait d'une glande ou d'un organe digestifs.

Dans les albuminuries diathésiques, l'albumine suit habituellement les fluctuations de la goutte et du diabète. Des diabétiques et des goutteux viennent pendant de nombreuses années à Vichy avec des taux notables d'albumine, sans que la cure provoque la moindre irritation du côté des reins.

La spécialisation des eaux de Vichy dans la cure de cet état albuminurique ne peut sembler paradoxale qu'à celui qui ignore que l'hérédité arthritique (ascendants rhumatisants, goutteux, diabétiques, etc.) se relève dans 70 °/₀ des cas environ, seule ou associée à l'hérédité albuminurique, et que toute insuffisance hépatique a pour conséquence immédiate d'augmenter la toxémie sanguine, d'exposer ainsi les éléments nobles du rein à un contact plus direct avec des produits nocifs, toxines, albumines hétérogènes, etc., et d'imposer à l'organe un travail éliminatoire supplémentaire.

Lithiase urinaire. — Des trois sortes de gravelle, deux, la gravelle urique au premier rang et la gravelle oxalique, se réclament de la cure de Vichy qui agit avec une véritable spécificité.

La gravelle urique avec ou sans colique néphrétique (sédiments, sable, graviers, petits calculs), y est souvent aussi améliorée que la colique hépatique. Mais la clientèle autrefois si nombreuse des graveleux a, depuis quelques années, suivi à peu près le sort de celle des goutteux. Elle est dirigée trop systématiquement vers les Stations dites de lavage. Si l'on tient compte que la gravelle urique est due à des causes générales, constitutionnelles, on reconnaîtra de bonne foi, que c'est délaisser un traitement qui s'adresse directement au processus lithogène. Les cures de lavage doivent être réservées aux lithiasiques en état de grande hypertension artérielle.

L'action de la cure est à la fois curative et préventive. L'eau de Vichy, par ses propriétés excito-motrices, expulse des voies urinaires les produits uriques qui s'y sont accumulés. On assiste dès les premiers jours du traitement à une abondante élimination de sable ; mais bientôt ces chasses diminuent, disparaissent ; de boueuses les urines deviennent limpides et on ne trouve plus d'excès d'acide urique dans l'urine.

Si les cristaux d'acide urique se forment facilement, ils se dissolvent difficilement. Mais l'acide urique ayant la propriété de se dissoudre dans les alcalis, par décomposition du bicarbonate de soude, s'empare de son alcali pour former un urate plus soluble dont l'élimination est ainsi facilitée.

L'action préventive de la cure l'emporte de beaucoup sur son action curative.

La caractéristique de l'eau de Vichy est une action profonde sur la nutrition, sur la vie cellulaire, aux heureuses modifications de laquelle sont dus les effets éloignés et prolongés de la cure. C'est en modifiant la nature des échanges azotés qu'elle prévient la viciation uricémique, à la fois cause d'origine et d'entretien de la lithiase urique.

La gravelle oxalique peut aussi être heureusement influencée par la cure ; ce résultat s'explique par la parenté qui unit l'uricémie à l'oxalurie. L'eau nettoie les tubes urinifères des cristaux d'oxalate de chaux qui l'encombrent et l'irritent, et elle modifie la muqueuse des bassinets, sur laquelle s'incrustent les cristaux pour former les graviers.

Son action plus profonde s'exerce en améliorant la

dyspepsie, qui est une des principales causes de cette gravelle.

Maladies utérines. — L'origine infectieuse de la plupart des maladies utérines et leur processus infectieux établissent à priori que la médication hydrominérale ne peut avoir sur elles qu'une action thérapeutique de deuxième ordre. Exceptions demandent à être faites en faveur de l'aménorrhée, de la dysménorrhée dans certaines de leurs modalités cliniques et du catarrhe utéro-vaginal, dans celle de ses variétés qui paraît relever moins d'un état pathologique en puissance, que d'un trouble physiologique traduisant une manifestation diathésique individuelle.

Périmétrite et paramétrite chroniques. — Vichy est efficace contre les reliquats inflammatoires du territoire pelvien et du tissu conjonctif du bassin, par les grandes irrigations vaginales chaudes et prolongées prises dans le bain.

Aménorrhée. — La cure est particulièrement indiquée dans l'aménorrhée liée à la chlorose et dans celle qui n'est qu'un indice d'une puberté tardive ou est due à une asthénie du système nerveux. L'action thérapeutique de l'eau de Vichy dans la chlorose, comme dans l'aménorrhée indice d'une puberté tardive, résulte vraisemblablement de la restitution au sang du nombre de globules rouges et de la répartition plus active des matériaux nutritifs et des échanges d'oxygène dans l'intimité des tissus glandulaires par l'influence du système nerveux sur leur sécrétion.

Dans l'aménorrhée par irritation périphérique, elle ne saurait s'expliquer par une action de contact sur la muqueuse utérine ; elle semble plutôt résulter d'actes réflexes sur l'innervation et la circulation qui détermineraient une stimulation de la tonicité et de la contractilité de l'appareil utéro-ovarien.

Dysménorrhée et congestions utéro-ovariennes. — C'est

dans la dysménorrhée des chloro-anémiques, des goutteuses, des neuro-arthritiques, que les eaux de Vichy sont le plus efficacement appliquées. Elles sont surtout utiles dans la dysménorrhée avec flux insuffisant ou lent à paraître. Les améliorations les plus remarquables s'observent dans les congestions utéro-ovariennes des neuro-arthritiques, dont les règles si douloureuses plongent la malade dans le découragement, la tristesse et la neurasthénie. Ces poussées fluxionnaires à répétition rendent la conception difficile.

Stérilité. — Plusieurs causes de stérilité peuvent être influencées favorablement par la cure, et spécialement le catarrhe utéro-vaginal, qui s'accompagne d'une hyperacidité de sécrétion.

Etats diathésiques. — Dans toutes les affections justiciables de Vichy, la nature diathésique ou humorale tient une large place et joue un rôle prépondérant. C'est surtout dans l'arthritisme sous toutes ses formes que les eaux agissent comme un véritable médicament spécifique.

Migraine. — Vichy est la médication la plus efficace, pour soulager ou guérir cette manifestation précoce de la diathèse, qui débute le plus souvent dans l'adolescence, àtitre de symptôme nerveux d'un état toxique et qui est caractérisée par des accès de céphalée violents, périodiques, accompagnés de troubles d'insuffisance hépatique et dont la soudaine suppression arrive parfois à déclancher la première crise de colique néphrétique ou hépatique.

Obésité. — Dans l'obésité, par suite du défaut d'oxydation, où le foie est souvent altéré, lorsqu'elle évolue sur un terrain arthritique, la cure est d'autant plus favorable qu'elle aura été appliquée dès les premières années de l'enfance.

Diabète. — La cure est formellement indiquée dans le diabète floride, de souche arthritique, quel que soit le degré de la glycosurie. Mais il est de la plus haute importance pour enrayer son évolution de le traiter à Vichy dès l'apparition de la glycosurie symptomatique de l'insuffisance hépatique qui est le signe avant-coureur du diabète vrai. L'amélioration est constante. Dès les premiers jours du traitement, les symptômes cardinaux s'atténuent et même disparaissent. Dans les diabètes récents, on voit le sucre diminuer au point de tomber à zéro au milieu du deuxième septénaire, souvent en dépit des infractions au régime. Le diabétique, en renouvelant annuellement la cure, peut continuer sa vie habituelle dans les conditions presque normales pendant longtemps, si son hygiène est convenable.

Par les modifications profondes apportées dans la constitution diathésique ou humorale, plus que par une action topique sur les affections primitives de la peau, les diabétides et autres dermatoses, érythème, urticaire, folliculite, furonculose, eczémas, certains prurits d'origine diabétique ou hépatique sont, dans la règle, remarquablement améliorés par la cure.

Le diabète nerveux ou phosphatique est modifié dans une certaine mesure par l'association de la médication alcaline et des pratiques hydrothérapiques.

Goutte. — Tous les goutteux florides peuvent retirer un notable bénéfice de la cure de Vichy, plus spécialement ceux à complications gastro-intestinales et hépatiques.

L'acide urique, après une courte période d'exagération et d'excrétion dès les premières doses d'eau, diminue et cette véritable dépuration urique disparaît même de façon durable.

Dans la goutte héréditaire, la cure précoce retarde l'apparition du premier accès. Dans la goutte confirmée, elle éloigne le retour des accès articulaires, en diminue la violence et la durée. Elle ralentit la marche des complications et des lésions irrémédiables (engorgements goutteux, tophus, raideurs articulaires, déformations, etc...).

Pendant de longues années, Vichy a été la Station de choix des goutteux. Quoique ses eaux ne jouissent plus aujourd'hui de la vogue d'antan, aucune médication hydrominérale ne leur convient mieux pour conjurer, éloigner ou atténuer leurs accès, en s'attaquant à leur état constitutionnel et aux perturbations des fonctions digestives dont la plupart sont atteints. Le seul traitement utile aux goutteux, a dit Bouchard, est le traitement de la diathèse.

A la suite des polémiques mondiales de Petit et de Prunelle, il s'est accrédité cette erreur médicale que Vichy congestionne les goutteux et les expose aux graves accidents plus ou moins éloignés de l'apoplexie cérébrale. Vichy ne congestionne et n'expose aux redoutables dangers de l'ictus cérébral que ceux qui sont mal dirigés ou mal surveillés. A la vérité, il faut se méfier des surmenés, des grands hypertendus, des pléthoriques et des néphroscléreux. En observateur averti, le médecin ne doit ni envoyer, ni garder à Vichy ces indésirables, la cure thermale, même dirigée avec une très grande prudence, ne pouvant que leur être dangereuse.

La conclusion pratique à retirer des expériences du passé, c'est d'apporter plus de modération dans le dosage de l'eau minérale à administrer aux goutteux et de ne pas perdre de vue que certaines sources, pour être douées de propriétés diurétiques très marquées, congestionnent facilement les reins et irritent la vessie. On ne doit envoyer les goutteux à Vichy que dans les intervalles des crises, loin d'un accès franc qui ne manquerait pas de se reproduire dès les premiers jours du traitement, si l'on méconnaissait cette indication. La cure demande à être répétée tous les deux ou trois ans.

Rhumatisme chronique. — Celui qui est d'origine dyscrasique est tributaire de Vichy.

Deux de ses modalités les plus habituelles, les myalgies et les sciatiques, plus que les troubles abarticulaires, sont améliorées par la cure qui se trouve bien d'être associée au traitement physiothérapique.

II

Les maladies où un état morbide associé à l'affection principale et des conditions individuelles exigent des ménagements dans les applications du traitement thermal :

Maladies du système nerveux. — Si les affections des centres nerveux, les grandes névroses, les psychoses, ne sont pas tributaires des eaux de Vichy dont l'action excitante peut amener un rappel ou une exagération des accidents convulsifs ou psychiques, la majorité des affections torpides du système nerveux ne contre-indique pas la cure lorsqu'elle a une autre indication.

La cure peut même, comme dans la neurasthénie où des troubles des fonctions hépato-digestives en marquent souvent l'origine, atténuer ou faire disparaître ces troubles digestifs, ainsi que les troubles fonctionnels d'origine toxique et ceux d'ordre réflexe qui sont sous leur dépendance.

Cardiopathie. — Toute cardiopathie bien compensée, même avec des lésions valvulaires plus ou moins marquées, permet un traitement modéré quand il est commandé par une affection indépendante, mais le traitement n'a sur ces lésions aucune action résolutive.

Dans le cas où le myocarde est suffisant, la cure peut amener un grand soulagement en décongestionnant le foie et les reins. Les faux cardiaques, les pseudo-angineux dyspeptiques, retirent les plus grands bienfaits de la cure.

Hypertension artérielle. — Le rare privilège que Vichy a de posséder des sources, l'une sans action appréciable sur la pression sanguine, d'autres sans influence bien marquée sur elle, rend possible, avec une direction très prudente dans l'emploi des eaux et en enregistrant journellement la tension artérielle, le traitement chez les artério-scléreux dont l'élasticité vasculaire est encore récupérable et chez ceux dont la perméabilité rénale est restée suffisante.

Mais il y a lieu d'interpréter avec sagacité la mesure de la tension artérielle, de distinguer les hypertendus normaux et les angio-spasmodiques des artério-scléreux définitifs et de tenir plus compte pour l'état du rein de la tension diastolique que de la tension systolique.

On rencontre fréquemment à Vichy des hypertendus avec un gros foie dur, qui mérite d'attirer spécialement l'attention en raison des dangers que peut offrir la cure. Ces malades ne présentent pas toujours au moment où on les examine une gêne très accusée de la circulation (absence d'œdème permanent prétibial, albumine à peine dosable, dyspnée peu marquée, pas d'extra-systoles, pas de lésion des bases pulmonaires, etc.), mais ils sont à la merci du moindre accident pour évoluer vers l'insuffisance tricuspide et l'asystolie.

La recherche de la sensibilité du lobe gauche au voisinage du point solaire, la constatation de la pression variable, le contrôle de l'examen radioscopique, renseigneront si ces cardiopathes doivent être systématiquement écartés de Vichy, bien que la Station possède des sources à effets très différents sur la pression sanguine.

Mais lorsque des causes pathologiques surajoutées, telles que la lithiase, l'alcoolisme, l'impaludisme, même l'emphysème pulmonaire peu étendu, peuvent provoquer ou exagérer l'hépatomégalie sans qu'il existe une gêne marquée dans la circulation sus-hépatique, ces cardiopathes à hypertrophie congestive du foie pourront, par contre, tirer un grand profit de la cure, à la condition de surveiller particulièrement la tonicité du cœur droit, d'imposer une hygiène physique et alimentaire rigoureuse et d'instituer une cure de très petites doses d'eau minérale.

Menstruation. — La menstruation, si elle est régulière,

ce qui suppose un appareil utéro-annexiel sain, n'est nullement une gêne pour l'institution ou la continuation du traitement hydrominéral. Mais il est préférable de commencer le traitement en dehors des périodes cataméniales et de l'interrompre jusqu'à la fin des règles chez celles qui les ont trop abondantes ou prolongées. Il faut se méfier des ménorrhagies, surtout de celles qu'on observe à l'occasion de la ménopause ; le plus souvent elles sont produites par un fibrome hémorragipare méconnu ou ignoré.

Ces ménorrhagies, à moins qu'elles ne soient d'une abondance qui oblige la femme à s'aliter, ne s'opposent pas à la cure d'eau en boisson, à la condition qu'on proscrive formellement l'emploi des eaux hypertensives.

Grossesse. — Non seulement la coïncidence de la grossesse n'est pas une contre-indication à la cure, mais elle ne donne lieu, lorsqu'elle évolue dans un utérus sain et un bassin normal, à d'autre réserve dans son application qu'à de la modération dans les prescriptions et à une surveillance étroite dans l'exécution du traitement. Dans ces conditions, à aucun moment de la gestation, la femme enceinte, justiciable de la cure de Vichy pour affection associée à sa grossesse, n'est exposée, du fait de l'usage des eaux, à un avortement ou à un accouchement prématuré. Le médecin doit seulement être averti que les causes habituelles de ces accidents sont la syphilis, l'endométrite déciduale et le fibrome hémorrhipare. La cure immédiate ou d'utilité s'impose dans la colique hépatique, le diabète insipide ou sucré, surtout dans la première atteinte de l'ictère grave, toujours fatal à la mère ou à l'enfant, le plus souvent aux deux ensemble.

Allaitement. — Plus encore que la grossesse, l'allaitement favorise le développement de la lithiase biliaire. C'est surtout à l'occasion de la colique hépatique que pendant l'allaitement se pose la question de l'opportunité de la cure. Des études expérimentales, faites pour rechercher l'influence de la cure de Vichy sur le lait de la chèvre en pleine période de lactation physiologique et dont les résultats ont été communiqués à la Société de Biologie, à sa séance du 4 décembre 1909, ont démontré qu'elle ne produit aucune modification dans la composition du lait et qu'elle ne détermine ni anémie quantitative, ni anémie qualitative.

Maladies des voies respiratoires. — Les affections catarrhales des premières voies respiratoires, rhinite, rhino-pharyngite des arthritiques, se trouvent bien de la spécialisation de Chomel.

Le coryza arthritique, avec ses irrésistibles éternuements, le rhume des foins sont soulagés, même certaines formes d'emphysème avec catarrhe bronchique et asthme chez le diabétique et le goutteux.

La tuberculose chronique dans sa forme torpide, si fréquente chez les lithiasiques biliaires et surtout chez les diabétiques, permet la cure avec une surveillance très active du malade.

La cure aux différents âges. — La cure peut être utile à tous les âges. Elle doit être conseillée de bonne heure aux arthritiques, surtout aux fils de goutteux, de diabétiques, etc. Elle est rarement appliquée dans la première enfance ; mais les gastro-entérites chroniques de la seconde enfance, avec répercussion sur le foie et accompagnées de troubles de la nutrition, y sont traitées avec le plus grand succès.

La vieillesse commande seulement une surveillance toute particulière du cœur et du rein. Il faut aussi être très prudent dans les applications du traitement de la colique hépatique et se souvenir, si l'on veut éviter des accidents de migration, que, chez les cholélithiasiques âgés, elle ne se traduit le plus souvent que par des réactions douloureuses peu intenses, la région vésiculaire offrant habituellement une sensibilité peu marquée.

Les diverses phases de la vie génitale de la femme donnent lieu à de fréquentes indications de la cure. L'installation de la menstruation est puissamment secourue chez les neuro-arthritiques, surtout chez celles qui sont atteintes de dysménorrhée constitutionnelle ou diathésique et présentent des troubles dyspeptiques d'origine génitale.

A la ménopause, c'est fréquemment la grande période d'évolution des crises lithiasiques ; il n'y a qu'à bien reconnaître l'état anatomique de l'utérus et l'on peut instituer des cures intensives même chez les femmes porteuses de fibrome hémorragipare, à la condition de n'utiliser que les sources qui sont sans action ou sans influence marquée sur la pression sanguine.

CONTRE-INDICATIONS DE LA CURE

Les maladies qui contre-indiquent temporairement ou absolument l'emploi des eaux :

1° La cure est contre-indiquée *temporairement* dans le groupe des affections suivantes :

Uréthro-cystites chroniques. — L'urétrite blennorrhagique incomplètement guérie ou la blennorrhée torpide et indolente peut subir soudainement un rappel de l'écoulement aigu, plus ou moins intense et douloureux. C'est seulement lorsque la guérison est complète que la médication hydrominérale doit être permise.

Cystite chronique. — Avec ou sans prostatite congestive ou avec irritabilité vésicale quelle qu'en soit la cause, la cystite chronique est exposée à des retours offensifs sous l'influence de l'eau de Vichy, même à doses modérées. Nombreux, cependant, sont les malades de ces catégories qui sont envoyés, chaque année, à Vichy en traitement, surtout ceux venant de l'étranger.

La cure n'est guère indiquée que dans la cystite absolument torpide et liée à la gravelle. Le traitement agit surtout par le lavage qui peut modifier le catarrhe vésical lithogène.

Infections urinaires. — Les infections urinaires qui comptent même dans un passé éloigné des accidents tels qu'une cystite post-opératoire, post-partum ou post-abortum, ou bien une pyélo-néphrite sont exposées à subir une exacerbation et à être transformées en une reprise de l'état aigu.

Hématurie. — L'existence de l'hématurie dans les antécédents des malades, justiciables d'autre part de Vichy, n'autorise la cure que loin d'une période d'activité et lorsqu'elle ne traduit pas une lésion bacillaire ou néoplasique, ou bien qu'elle ne relève pas d'une grande hypertension circulatoire.

Dans l'hématurie calculeuse ancienne, une cure peut être utile après qu'aura eu lieu l'expulsion des calculs et s'il n'y a pas trace d'infection ascendante.

Ulcère gastrique. — L'ulcère gastrique floride interdit l'usage des eaux, tant qu'il persistera un doute sur sa complète cicatrisation.

Lithiase infectée. — N'est pas justiciable de la cure la colique hépatique à répétition ou à crises subintrantes avec ou sans cholécystite, tant que l'intolérance vésiculaire se traduit par des réactions douloureuses.

Ictère, angiocholite et angiocholécystite chroniques. — Ne doivent pas être traités à Vichy l'ictère ni l'infection biliaire sous forme d'angiocholite ou d'angiocholécystite, d'origine calculeuse ou non, tant qu'apparaîtront des accès fébriles et que la région vésiculaire accusera de la sensibilité douloureuse.

Ictus apoplectiques. — Chez le diabétique, ils ne contre-indiquent la cure que s'ils sont récents ou s'il existe des signes de congestion des centres cérébro-médullaires.

Gangrène diabétique. — Les gangrènes limitées ne

s'opposent pas au traitement, mais celui-ci est sans effet sur la lésion en évolution.

Typhlite, Pérityphlite et Appendicites chroniques. — Ce sont des affections exposées à une poussée aiguë, même si la cure est faite dans un intervalle de repos de la maladie. Le traitement commande la plus grande prudence.

2° La cure est contre-indiquée *absolument* dans les affections ou états morbides suivants :

Tous les processus aigus ; toutes les toxi-infections aiguës ou chroniques, s'il y a lieu de redouter la terminaison par suppuration.

Toutes les affections cardio-vasculaires non compensées ou mal compensées.

Dans la classe des urinaires, les coliques néphrétiques avec calculs trop gros pour être expulsés par les voies naturelles, la pierre vésicale, le rétrécissement serré, l'hypertrophie de la prostate avec ou sans rétention vésicale, la pyélite, la pyélo-néphrite.

La gravelle phosphatique, quelle qu'en soit l'origine : préventive, si elle est liée à des troubles dyspeptiques ou de la nutrition ; secondaire, si elle dépend d'une infection générale (septicémie puerpérale) ou d'une infection locale (pyélite ou pyélo-néphrite ascendantes). Dans tous ces cas, l'eau de Vichy ne fait qu'augmenter l'alcalinité de l'urine et favoriser ainsi la formation des dépôts phosphatiques.

Les coliques subintrantes, hépatiques ou néphrétiques, avec cachexie consécutive.

L'hépatomégalie de la leucocytémie.

Les hépatomégalies avec ascite abondante ou anasarque.

Le diabète des enfants et le diabète aigu des adolescents ; le diabète maigre, nerveux, pancréatique, à dénutrition progressive et rapide.

Les néoplasmes dont l'évolution ne peut qu'être précipitée.

La tuberculose en voie d'évolution.

Les grandes psychoses.

L'hémophilie.

L'artério-sclérose avec troubles associés de grande hypertension artérielle, surtout de néphro-sclérose et d'azotémie élevée.

Le grand amaigrissement continu.

CHAPITRE IV

Adjuvants hygiéniques et Compléments de la Cure

I

ADJUVANTS HYGIÉNIQUES DE LA CURE RÉGIME ALIMENTAIRE DANS LES DIVERSES MALADIES

Les conditions hygiéniques recherchées comme adjuvants du traitement thermal demandent à être prises en grande considération, mais on doit reconnaître qu'elles n'offrent pas toutes un intérêt de valeur égale.

Les unes, comme les sports, les distractions, les plaisirs ne sont que des éléments accessoires à la médication hydrominérale qui se combinent avec elle pour en seconder l'efficacité.

Les autres, comme les régimes alimentaires, renforcent à ce point la puissance thérapeutique de l'eau minérale qu'elles font en quelque sorte partie intégrante de la cure.

Pour de rares médecins, pour des gens du monde sceptiques, pour des crédules ou des ignorants, les résultats thérapeutiques doivent aussi bien être attribués aux conditions hygiéniques particulières dont sont entourés les malades pendant leur séjour aux eaux, qu'aux propriétés spéciales des eaux minérales elles-mêmes. Une pareille opinion est condamnée par les faits et ne demande pas à être réfutée.

On ne saurait nier la part d'influence secondaire de ces conditions hygiéniques et c'est dans ce sens qu'il faut comprendre le développement des distractions intellectuelles, artistiques ou autres que les villes d'eaux s'efforcent, au prix de lourds sacrifices, de grouper autour des sources minérales et dont quelques-unes des plus importantes ont été exposées dans un précédent chapitre.

Ce n'est ni pour étourdir, ni pour emporter les malades dans un tourbillon de plaisirs malsains qu'on a organisé concerts, théâtres, attractions sportives de toutes sortes, etc.; c'est pour soustraire les uns à leurs préoccupations sérieuses ou pénibles, les distraire de leurs souffrances physiques ou morales, faire une diversion salutaire à des habitudes de fatigue ou d'ennui et pour permettre aux autres plus privilégiés de ne pas être privés des attraits de l'esprit et des sens qui tiennent une si large place dans leur vie mondaine de chaque jour.

Mais l'importance des régimes alimentaires est telle qu'ils doivent occuper la première place parmi les adjuvants hygiéniques de la cure hydrominérale.

Jusqu'à ces dernières années, la diététique thermale n'avait eu d'autre objet que la donnée de l'antipathie des acides et des alcalins pendant la cure. Pour beaucoup cette doctrine chimique était un article de foi; elle reposait surtout, avec des défenseurs comme Barthez et Petit, sur la proscription des fruits et du vin.

Aujourd'hui il n'est plus de médecin qui partage ce préjugé médical et qui n'admette qu'il n'existe pas de relation directe entre le régime diététique à établir et la nature des eaux minérales dont on fait usage. Le régime est indiqué par la maladie dont on est atteint et ne tire de contre-indications que de l'intolérance d'estomacs réfractaires. Nier que le régime ne contribue pas souvent autant et plus que les drogues médicinales au rétablisse-de la santé, c'est méconnaître l'action nocive, directe ou indirecte, des habitudes individuelles ou héréditaires d'une alimentation exagérée, irrationnelle ou vicieuse, sur la pathogénie du plus grand nombre des maladies chroniques des organes digestifs ou des états diathésiques.

Au point de vue de la pathogénie de ces divers états morbides, acquis ou constitutionnels, il faut classer par rang d'importance :

a) Les dyspepsies, gastralgies, hyperchlorhydries et hypochlorhydries, atonie et dilatation stomacales, gastrites, ulcère stomacal, entérite, dysenterie avec leurs diverses manifestations symptomatiques, migraines, névralgies, dermatoses, (urticaire, folliculite, furonculose, anthrax, eczéma, lichen plan, etc.), neurasthénie.

b) Les affections du foie, depuis la congestion jusqu'à la cirrhose, et des voies biliaires, depuis la lithiase jusqu'à la cholécystite et l'angiocholite.

c) Les affections des voies urinaires : gravelles, néphrites.

d) Les maladies de la nutrition, l'obésité, la goutte, l'arthritisme avec leur conséquence plus ou moins éloignée, l'artério-sclérose.

Pourquoi ne pas adjoindre à l'action spéciale, si efficace qu'elle soit, de la médication hydrominérale, l'aide puissante d'une hygiène alimentaire dont l'inobservance a pu non seulement être la cause d'origine de la maladie, mais encore entraîner des troubles de la nutrition qui ont retenti sur l'organisme entier ?

Pour être communément suivi dans une ville d'eaux, un régime spécial demande à être pratiquement établi, c'est-à-dire à être applicable non à chaque cas individuel, mais à la majorité des malades de même catégorie. A Vichy, il devrait y avoir le régime habituel des dyspeptiques, des hépatiques, des diabétiques, des goutteux, des graveleux, des obèses, en tenant compte des indications particulières que peuvent imposer des états morbides associés à la maladie principale, comme la cardiopathie, la sclérose rénale à un degré n'interdisant pas l'institution de la cure.

Mais la première mesure qui s'impose est de modifier les habitudes de la table. Dans tous les hôtels, les deux

repas principaux sont des repas dînatoires. Or l'usage de mets copieux et de la viande au repas du soir est formellement interdit au plus grand nombre des malades qui fréquentent la station. Il serait illusoire de croire qu'un changement si radical dans les habitudes diététiques ne soulèvera pas de solides résistances, tant de la part de l'hôtelier, dont les frais généraux seront augmentés sans profit pour lui, sans parler des difficultés de varier les menus des repas du soir avec un régime végétarien, que de la part du malade, dont la capacité digestive ne connaît presque plus, sous l'influence de la cure, d'aliments indigestes.

Telles sont les deux raisons qui ont retardé si longtemps l'établissement à Vichy des régimes alimentaires.

Cependant un grand pas a été fait avec l'adoption des petites tables dans les hôtels, ainsi que dans les villas et les maisons meublées. Un grand pas encore a été réalisé le jour où l'hôtelier a changé les heures de repas (10 heures matin et 5 heures soir, ou 11 heures matin et 6 heures soir), a élevé ses prix et compté le vin à part. Le progrès enfin s'est affirmé du côté du malade lorsque celui-ci a ajouté à ses deux principaux repas, le petit déjeuner qui non seulement n'a pas nui aux pratiques du traitement hydrominéral, mais a plutôt contribué à son efficacité, en supprimant un état de fatigue chez un grand nombre de baigneurs qui se croyaient tenus d'accomplir leur cure du matin, en étant à jeun.

Jusqu'à ces dernières années, l'étranger était à peu près seul à se plaindre de ne pouvoir suivre à l'hôtel le régime que comportait son état. Il s'en plaignait hautement et sa plainte, justifiée, il faut le reconnaître, se répercutait au-delà de Vichy et était exploitée contre la station française, au profit de rivales d'outre-Rhin en particulier, chez lesquelles ce régime avait acquis force de dogme et prenait autant, sinon plus d'importance que le traitement hydrominéral lui-même.

Plus qu'à l'initiative privée du médecin, le mérite d'être parvenu à remplacer la traditionnelle table d'hôtes de Vichy par la table de régime, qui tend à devenir chaque jour plus générale, en revient à la Société des Sciences médicales.

Il est plus facile d'établir, comme grande ligne de la thérapeutique, des régimes que des médications.

Bien que certains aliments, comme le vin et les boissons alcooliques, aient subi les courants de la mode qui les ont ballottés en sens contraires, la valeur biologique des aliments n'est pas sujette, ce qui est une des causes de leur efficacité, aux mêmes fluctuations que les médicaments, dont certaines propriétés, souvent déterminées incomplètement, se dérobent à nos connaissances.

D'une manière générale, la stabilité des règles diététiques est telle qu'elle permet d'asseoir les bases fondamentales d'un certain nombre de régimes spéciaux à adopter comme types.

Régime des Dyspeptiques. — Dans aucunes maladies, le régime ne demande à être associé avec plus de rigueur à la médication hydrominérale que dans les dyspepsies gastriques et surtout intestinales. Il n'est pas excessif de dire que leur association est indispensable pour le succès de la cure.

Le même régime est applicable dans ses préceptes généraux à la majorité des dyspeptiques. Il doit répondre à trois indications principales :

1° Réduire au minimum le travail de l'estomac et de l'intestin, en ne rien mangeant qui ne soit bien cuit, bien divisé et en supprimant les parties fibro-celluleuses et les crudités. D'où le précepte de manger à des heures régulières, lentement et modérément, de bien mastiquer et de bien insaliver tous les aliments.

2° Réduire au minimum les causes d'irritation gastro-intestinales en prohibant épices, condiments, hors-d'œuvre, viandes grasses, fritures, sauces, ... l'alcool sous toutes les formes.

3° Réduire au minimum les fermentations en s'abstenant de tous les aliments fermentescibles, crustacés, viandes fumées ou salées, conserves de viandes et de poissons, fromages fermentés, boissons gazéifiées.

De ces données générales, il découle qu'il peut être dressé un tableau d'ensemble des aliments interdits dans la règle chez les dyspeptiques de toutes classes.

Aliments interdits :

Bouillon gras. Potages épicés.

Hors-d'œuvre de tout genre. Epices. Truffes. Champignons.

Charcuterie, sauf le jambon. Pâtés.

Viandes grasses (oie, canard, etc.), viandes marinées.

Viandes faisandées. Gibier, perdreau excepté.

Mollusques et crustacés (moule, homard, langouste, écrevisse).

Poissons gras (thon, hareng, maquereau, raie, anguille, carpe, truite saumonée, saumon).

Sauces. Fritures.

Féculents en coque. Crudités (radis, concombre, betterave, cresson, salade).

Tous les fromages. Les meilleurs ne valent rien pour les dyspeptiques, même les fromages *frais :* fromage à la crème, Gervais, petit Suisse, Bondon, fromages double crème non fermenté.

Parmi les fromages *cuits*, Parmesan, Bresse, Gruyère : ce dernier, seul, peut exceptionnellement être toléré, râpé sur les pâtes. Une faible quantité de ces fromages suffit parfois à réveiller des malaises digestifs. Quant aux fromages *crus*, à *pâte ferme salée* (Cantal, Hollande, Chester), ils peuvent occasionner de sérieux phénomènes d'intolérance digestive dus à la présence de ferments spéciaux qui y sont incorporés pour en activer la maturation.

Même les fromages *crus non salés* (Brie, Coulommiers, Gérardmer, Pont-l'Evêque, Camembert), s'ils ne sont pas consommés très frais, produisent des troubles digestifs par les substances toxiques et irritantes qui s'y développent rapidement.

Fruits secs et huileux (noix, noisettes, amandes, olives, pistaches).

Pâtisserie. Sucrerie. Petits fours. Glaces. Pain frais. Vin pur. Cidres acides. Liqueurs. Boissons fermentées ou glacées. Eaux fortement minéralisées et gazeuses.

Les divers types de dyspepsie gastrique donnent lieu à des particularités importantes dans le régime.

Dans les *dyspepsies nerveuses*, il n'est pas nécessaire que le régime soit toujours appliqué dans toute sa sévérité. Cette forme s'observe surtout chez des surmenés intellectuels, des névropathes, des épuisés, des intoxiqués par poison chimique, et il est de bonne tactique de tenir compte, chez eux, de leurs goûts impulsifs et de la complaisance de leur estomac. Il faut leur prescrire des aliments légers, des soupes maigres aux herbes, un peu de viande, du jambon râpé, cru ou fumé, du beurre frais ; pas de légumes secs en grains ; des fruits bien mûrs, du pain très cuit et en faible quantité. Pas de condiments, à l'exception du sel et du vinaigre ; encore est-il préférable de remplacer ce dernier par du jus de citron.

Pour boisson et seulement durant les repas, du vin rouge léger, de la bière légère en petite quantité et très étendus d'eau.

Du café, sauf contre-indication tirée de la tolérance individuelle.

Chez tous ces gastropathes, le régime est commandé par l'état de l'exécution digestive. S'il s'agit de combattre des troubles digestifs primitifs, le régime lacto-végétarien est celui qui, habituellement, convient le mieux. Les œufs, qui ont une action excitante sur le système nerveux, ne sont autorisés qu'avec prudence. S'il s'agit de troubles dyspeptiques secondaires, la viande en quantité modérée, les œufs, en même temps un peu de vin vieux, sont indiqués.

Les dyspepsies par faute d'hygiène alimentaire demandent une réduction des aliments, une suppression des mets irritants et toxiques et une mastication soigneuse.

Dans les *dyspepsies chimiques,* il est du plus haut intérêt de distinguer l'hyperchlorhydrie de l'hypochlorhydrie.

Pendant les phases aiguës de l'hypéresthénie stomacale, le régime lacté plus ou moins strict doit être conseillé ; dans les états graves, le lait privé de beurre par battage.

Après disparition de la phase aiguë, on recourra peu à peu aux huîtres, si c'est la saison, aux poissons maigres bouillis, la peau rejetée, à la viande de mouton crue plutôt que cuite, puis à celle de bœuf et d'agneau rôtie et hachée, au jambon peu salé, aux œufs à la coque peu cuits. Ensuite, on essaiera les purées des légumes herbacés, des légumes en grains (pois, fèves, lentilles, etc...), associées au régime carné pour en combattre l'acidité.

Pas de pain ou seulement du pain grillé et en faible quantité ; de préférence des biscottes ou des breackfast.

Pour boisson, de l'eau pure ou une infusion très légère de thé ou de tilleul. Interdire les eaux alcalines en mangeant, elles ne feraient qu'exciter l'hypersécrétion gastrique.

Dans l'atonie stomacale avec hypochlorhydrie, ordonner bouillons maigres ou gras, viandes de toutes sortes (bœuf, poulet, porc, agneau, jambon), poissons maigres cuits à l'eau et relevés d'un peu de citron ; œufs sous toutes les formes.

Comme aliments végétaux : farines et purées de céréales et de pommes de terre, tomates, tous les légumes herbacés cuits à l'eau et sans épice, avec beurre non cuisiné, fromages à la crème, fruits cuits, entremets peu sucrés. Pain, très modérément.

Pour boisson, bière forte, vins rouge ou blanc mélangés de trois ou quatre volumes d'eau, thé et café.

Dans la dyspepsie par atonie musculaire stomacale, due à la sténose du pylore, produite par l'hyperacidité du suc gastrique, ou à la dilatation d'estomac avec ou sans stagnation de produits mal digérés ou de liquides hyperacides, hypersécrétés, il ne faut donner que les aliments les moins fermentescibles et sous les formes qui facilitent leur prompte dissolution. Les plus à recommander sont : les viandes bouillies ou rôties, légèrement fumées ou salées, mais toujours râpées ; les œufs, les poissons maigres dépouillés de leur peau (sole, merlan, barbue, turbot, brochet, rouget, etc.), mais non frits ; les légumes verts préparés à l'anglaise avec beurre non cuisiné ; les fruits bien cuits et peu sucrés ; les fromages, mais à pâte cuite.

S'abstenir des purées et légumes en grains ; quelques condiments au début des repas, en particulier des préparations de moutarde, qui sont à la fois des excitants de la digestion et des antiseptiques de premier ordre.

Pour boisson, eau de bonne qualité ou stérilisée à l'ébullition. Thé faible et chaud, infusions d'orge, de riz, additionnées de jus de citron, bière légère, vin rouge ou blanc en petite proportion.

Il n'est question ici que du régime qui s'applique aux malades en état de suivre une cure à Vichy et non, par conséquent, à ceux qui sont atteints de gastropathie grave à ulcération ou à tendance aux hémorragies.

Régime dans les entérites et les auto-intoxications intestinales. — Le régime à appliquer dans le fonctionnement pathologique de l'intestin doit être plus rigoureux encore que dans les dyspepsies stomacales. Il diffère suivant que les états morbides de l'intestin sont accompagnés de constipation ou de diarrhée.

Chez les constipés, il faut associer aux éléments carnés quatre ou cinq fois leur poids d'aliments végétaux.

On évitera les bouillons de viande trop concentrés, le cacao, le chocolat, le riz et tous les mets riches en tannin. On recommandera, comme aliments laxatifs, la bouillie d'avoine, le miel, le pain d'épice, le pain de froment égrugé et mieux encore celui de seigle, le kéfir n° 2, le lait caillé bulgare ou yoghourt, le petit lait, les bouillies de légumineuses, épinards, bettes, toutes les variétés de choux, salade, asperges, fruits acides cuits, les pruneaux, le raisin.

Chez les hémorroïdaires, avec ou sans hémorragie, on prohibera tout excès de viande, tous les condiments sauf le sel et le vinaigre, le vin.

Chez les diarrhéïques on recommandera : les soupes au sagou ou aux farines de céréales (celle d'avoine exceptée), le cacao, les bouillies de farine de riz, les pâtes alimentaires avec la confiture de myrtilles, la viande de mouton crue ou saignante, le jambon râpé, les œufs à la coque ou pochés, les purées de légumes secs, les fromages à pâte cuite (Gruyère, Parmesan) et râpés.

Pour boisson, vins riches en tannin comme le vin de Bordeaux très étendu d'eau ; thé, eau de riz, café aux glands doux.

La répartition et le menu des repas seront habituellement les suivants :

Premier déjeuner. — Café au lait avec pain grillé et beurre, ou cacao au lait ou potages ou œufs à la coque avec une tasse de thé et des gâteaux secs.

Second déjeuner. — Un plat d'œufs, de poisson ou de viande, un ou deux plats de légumes, un dessert.

Dîner. — Potage, un plat d'œufs, de poisson ou de jambon, un plat de légumes ou un entremets, un dessert.

Pas de collation.

Chez les cardiaques et les rénaux, peu de liquide au

repas du soir. Le régime de réduction évitera l'accumulation de la masse sanguine et la congestion du rein fragile. Avec cette diététique, le sommeil sera meilleur.

Régime des hépatiques. — Les principales règles qui ont été exposées au sujet du régime dans les maladies de l'estomac et de l'intestin sont pour la plupart applicables au régime dans les maladies du foie. Des remarques importantes demandent cependant à être notées.

Tout d'abord l'hépatique, quelle que soit la nature du régime auquel il est soumis, doit éviter les trop fortes quantités d'aliments : toute suralimentation occasionne du surmenage hépatique.

La viande, si elle est autorisée au repas de midi, ne doit jamais l'être à la reprise immédiate d'une alimentation solide chez les ictériques, ni après une phase congestive dans les cirrhoses. Le régime lacto-végétarien est celui de choix, plus peut-être que le régime lacté exclusif qui ne relève pas assez l'activité de la cellule hépatique.

S'il y a des coliques hépatiques, on ne permettra que le lait écrémé, les tisanes et les soupes maigres.

Les légumes herbacés et farineux qui conviennent le mieux sont les salades de toutes sortes cuites à l'anglaise, les fruits cuits, le raisin, les pommes de terre, les purées de légumes secs, les pâtes alimentaires, le riz, les entremets sucrés, les fromages frais peu gras ; puis on arrivera à l'alimentation carnée mixte en commençant par les poissons maigres (sole, merlan, bar, turbot), enfin les viandes en quantité modérée, grillées ou rôties, sans graisse ni sauce. On proscrira les œufs, les cervelles et tous aliments riches en cholestérine.

On exclura les choux, navets, raves, radis, concombres, l'oseille ; on tolérera exceptionnellement les haricots verts et les épinards.

On prohibera formellement les condiments acides, vinaigre, cornichons, ail, oignons, le chocolat, les épices, le poivre, la moutarde, les olives, les fruits oléagineux.

Pas de vin ou un peu de vin vieux très étendu d'eau ; pas de bière, pas de cidre, pas de liqueurs, pas d'eaux séléniteuses, thé et café permis avec modération. Pour boisson, de l'eau pure ou des infusions chaudes (tilleul, oranger, camomille, etc.)

On multipliera les petits repas pour éviter la stagnation de la bile dans la vésicule et des boissons abondantes seront prises en dehors des repas pour diluer la bile dans la vésicule.................................

Régime des diabétiques. — Le régime alimentaire est un point très important de la cure antidiabétique, mais il ne doit pas être draconien. Chercher à faire disparaître totalement la glycosurie par une alimentation trop sévère peut être nuisible et même dangereux. Le dogme, longtemps professé, de la suppression absolue du sucre et des féculents de l'alimentation des diabétiques, a conduit à l'abus du régime carné et des graisses, jusqu'au jour où l'on s'est rendu compte que cet abus menait à l'acidose et au coma.

Les diabétiques, en général, consomment encore trop de viande. L'alimentation animale peut leur être très variée. Toutes les viandes de boucherie, le gibier, la volaille, la charcuterie, les poissons, crustacés, mollusques, fumaisons et salaisons, les abats sauf le foie, les œufs sous leurs multiples préparations culinaires, les fromages de toutes sortes, tous ces aliments leur sont permis. D'autre part, la quantité de ces aliments doit être, chez un diabétique, un peu plus considérable que chez un sujet sain. Mais bien qu'il soit difficile de fixer des chiffres précis, une ration de 2 à 300 grammes de viande constitue une moyenne par jour convenable.

La suppression habituelle des hydrates de carbone demande à être remplacée par des corps gras. On y arrive pratiquement en incorporant aux aliments le beurre, le lard, les graisses, l'huile d'olive. La crème de lait bien centrifugée contient à peine de sucre. On peut donner aux diabétiques jusqu'à 200 grammes de corps gras par jour. Ces corps gras sont d'autant plus indispensables que les hydrates de carbone sont plus réduits dans l'alimentation.

Les épices, les condiments de toute nature sont nécessaires aux diabétiques, pour faciliter la digestion des graisses. Il ne faut pas en porter l'usage jusqu'à l'abus et oublier que tant vaut son estomac, tant vaut le diabétique.

Le cacao sans sucre, très pauvre en amidon, peut être toléré.

Il y a la plus grande importance à introduire largement les légumes verts dans l'alimentation. Le choix des légumes est discuté. Les suivants peuvent être permis dans les cas de moyenne intensité de diabète : l'asperge, le radis, le cresson, les raves, les navets, le raifort, les épinards, l'oseille, les concombres, les choux verts, les choux de Bruxelles, la choucroûte. On sait que la cuisson enlève aux légumes une grande proportion de leur sucre et dissout en partie leurs hydrates de carbone. Ces aliments végétaux, surtout après cuisson, ne sauraient donc être sensiblement désavantageux pour les diabétiques.

On ne regarde plus comme une mesure révolutionnaire d'autoriser certains hydrates de carbone chez certains diabétiques, notamment chez ceux qui sont en état d'asthénie ou d'amaigrissement.

Il est des aliments amylacés qui sont reconnus inoffensifs bien qu'ils soient riches en amidon ; ils ne le sont pas en amidon ordinaire, mais en inuline ou en inosite impropres à se changer en glucose. Tels sont les oignons, poireaux, topinambours, artichauts, crosnes, scorsonères, salsifis, légumes verts, chicorée, laitue, cardons, beaucoup de champignons.

Quant aux aliments hydrocarbonés habituels à autoriser, la pomme de terre occupe la place de faveur. Mais la pomme de terre doit être bouillie et non frite. 3 kilogrammes de pommes de terre cuites à l'eau, ou 1,200 grammes de frites, représentent à peu près la matière alimentaire azotée et *amylacée* d'un kilogramme de pain blanc ordinaire.

Les légumes secs qui contiennent une forte proportion d'albumine, le riz, pourront en outre être prescrits en petite quantité le jour où le diabétique ne prendra pas de pommes de terre. Il faut savoir que 250 grammes de pommes de terre correspondent à 95 grammes de riz ; on devra donc donner un chiffre quatre fois moins élevé de riz pour substituer ce dernier aliment aux pommes de terre.

Les pois, lentilles, fèves, se rapprochent du riz au point de vue de leur composition en hydrates de carbone.

Si les dyspeptiques se trouvent en général mal de tous les fromages frais (Gervais, petit Suisse), ou cuits (Gruyère, Hollande), par contre les diabétiques doivent les faire entrer en abondance dans leur alimentation journalière. Les fromages de Brie, Camembert, l'Emmenthal leur sont autorisés. Les diabétiques sont de gros mangeurs, ils ont besoin d'albumines et de graisses, ils trouvent dans les fromages cette double ration de substances nutritives. Les fromages frais jouissent d'autre part de légères propriétés laxatives.

Parmi les fruits, les pêches, abricots, de préférence cuits ; les framboises, groseilles, amandes, noix, olives, en raison de leur faible teneur en sucre et en amidon qui varie de 1 à 7 °/₀, pourront être concédés avec modération dans les cas moyens de diabète.

Le pain ordinaire avec ses 45 °/₀ d'amidon ne doit pas être toléré, dans les cas de diabète bénin, au-delà de 80 à 120 grammes au plus par jour. 300 grammes à 1 kilogramme par jour de pommes de terre bouillies peuvent, sous bénéfice de contrôle individuel, être subsitués à la ration du pain ordinaire.

Les pains à l'inuline, aux amandes, à l'aleuronal mêlé de farine (dit *pain d'Ebstein),* au gluten mêlé de poudre de légumes contiennent peu d'amidon et, quoique quelques-uns soient agréables aux diabétiques, ceux-ci s'en fatiguent néanmoins très vite. Le pain à la farine d'avoine offre les mêmes inconvénients ; il faut des estomacs allemands pour le tolérer. Il est utile de savoir que le pain de gluten renferme ordinairement 18 grammes de sucre pour 100 ; la pomme de terre 17 grammes ; la mie de pain ordinaire 52 grammes et la croûte 76 grammes.

Comme boisson, les vins généreux peuvent être autorisés en quantité modérée : 25 à 30 centilitres au repas de midi et du soir ; ne pas dépasser une bouteille de vin par jour. Les vins secs de Bordeaux, de Bourgogne, du Rhin, doivent être conseillés de préférence. Le vin peut être remplacé par une faible quantité d'eau-de-vie non sucrée (marc, cognac, kirsch). A doses modérées, ces boissons sont un aliment précieux de calorification.

Comme les diabétiques boivent généralement beaucoup et qu'ils doivent toujours boire à leur soif, l'eau ordinaire, les eaux de Vichy, les infusions de feuilles de noyer, de houblon, de camomille, d'orange amère, le thé léger, toutes ces boissons peuvent être abondamment prises pendant les repas ou en dehors des repas.

On doit autoriser le lait aux diabétiques, suivant les mêmes indications diététiques que pour tout aliment hydrocarboné. Il faut agir avec prudence ; chaque diabétique tolère le lait plus ou moins bien. On doit donc rechercher comment il est assimilé par chaque diabétique.

Le lait n'est toléré qu'autant que la quantité ingérée ne dépasse pas le coefficient quantitatif d'assimilation propre à chaque sujet.

Comme tout hydrate de carbone, le lait présente pour tout diabétique observé en particulier un coefficient quantitatif et un coefficient qualitatif spécial d'assimilation hydrocarbonée. Ces coefficients ne peuvent être connus *apriori;* seul le contrôle de l'utilisation individuelle l'établira.

Malgré l'inconvénient que peut avoir l'usage du lait d'élever plus ou moins le taux du sucre, il sera toujours facile de faire disparaître par la suite cet excès de sucre avec un régime plus sévère et on ne doit pas hésiter à conseiller le lait à doses plus ou moins élevées dans tous les cas de fatigue d'estomac et même à instituer le régime lacté intégral devant les signes avant-coureurs d'acidose.

La saccharine, et au même titre, la dulcine, peuvent être utilisées, mais avec une grande modération ; l'un et l'autre de ces principes sucrés sont toxiques à haute dose et prédisposent aux troubles gastriques. (Deux comprimés, pas plus de 10 centigrammes par jour.)

Calcul d'un régime de diabétique d'un poids de 70 kilogrammes. — La perte moyenne par vingt-quatre heures d'albuminoïdes secs de ce diabétique étant de 266 grammes, et sa consommation en calories de 3.000 à 3.200, le régime suivant, établi par A. Gautier, satisfait parfaitement à ces pertes et besoins :

ALIMENTS	QUANTITÉS	CONTENANT		
		ALBUMINOÏDES	GRAISSES	Hydrates de Carbone
Viande de bœuf ou de mouton (sans os).	900 gr.	180 gr.	40 gr. 8	3 gr. 2
Pain de gluten.....	70	35	»	10 3
Légumes verts.....	300	16	2 7	13
Pommes de terre..	60	0 8	0 07	12
Poisson...........	150	23	2 1	»
Crème de lait......	100	3 7	22 7	4 2
Beurre et graisses..	100	1	85	0 7
Fromage..........	60	19	17	»
Vin...............	500 " ou 40 gr. d'alcool	1	»	»
		273 gr. 5	170 gr. 37	45 gr. 4
Calories correspondantes..........	Pour 40 gr. Alcool 320 c	1.121 c	1.600 c	186 c

Si ce régime a le grand avantage de n'introduire que 45 grammes environ de matières amylacées ou sucrées par jour, au lieu de 380 grammes, qui en est le taux ordinaire, il offre, par contre, le sérieux inconvénient d'être trop riche en viande. A. Gautier fait observer, d'ailleurs, qu'on peut le modifier facultativement, à ce point de vue, en remplaçant le poisson par les œufs et une partie des pommes de terre par un peu de pain ordinaire dont sont avides les diabétiques.

Il semble que la ration des légumes frais et du poisson puisse être avantageusement augmentée, que la substitution de deux ou trois œufs à cet excès de viande et le remplacement du pain de gluten par 40 à 80 grammes, par repas, de pain ordinaire, réaliseraient une alimentation suffisante en quantité et qualité pour un diabétique ne se livrant pas à un travail forcé.

Le menu-type du diabétique pourrait être ainsi composé :

Petit déjeuner du matin. — Infusion de café noir sans sucre, avec deux cuillerées à soupe de crème, une biscotte d'aleurone.

Second déjeuner. — Hors-d'œuvre (sardines, thon, harengs), 20 grammes.

Poisson frais ou fumé avec 15 grammes de beurre ; viandes grillées et rôties, 150 grammes.

Légumes verts, sautés avec 20 grammes de beurre, ou salade.

Fromage (Gruyère, Brie, Port-Salut, Pont-l'Evêque, etc.), 25 grammes.

Fruits, noix, noisettes, amandes ; groseilles, poires, pommes, oranges, pêches, avec discrétion.

Pommes de terre cuites à l'eau, 100 à 150 grammes, ou pain ordinaire, 40 à 60 grammes ou deux biscottes.

Vin, 30 centilitres.

Une tasse de café noir sans sucre. Le sucre peut être

remplacé par de la saccharine, un demi à un comprimé au plus.

Dîner. — Potage. Tous les potages gras, bouillon aux œufs pochés, julienne (sans navets ni carottes), potage aux poireaux et pommes de terre.

Viande grillée ou rôtie, 150 grammes.

Légumes accommodés à la crème, au beurre, au jus de viande, 150 grammes, ou 100 grammes de pommes de terre cuites à l'eau avec 20 grammes de beurre.

Fromage, pain et boisson comme au second déjeuner.

Aliments interdits. — D'une façon absolue, le sucre de canne et les aliments en contenant. Dans toute la mesure du possible, les féculents et farines de céréales et de légumineuses, les pâtes alimentaires, le riz, le tapioca, le pain ordinaire, (80 à 120 grammes dans les cas bénins et 150 grammes au plus par jour dans les cas graves). Avec prohibition, moins rigoureuse, les pois, les lentilles, les fèves, les carottes et betteraves.

Tous les fruits doux, le lait sous les réserves exposées précédemment, le miel, les vins doux, le chocolat, la bière, la limonade sucrée.

Régime des goutteux. — Le régime des goutteux doit être surtout végétarien. En principe, il devrait l'être exclusivement, au moins dix à quinze jours par mois. Ce mode d'alimentation serait le plus sûr moyen d'éloigner les crises. Mais ce serait se leurrer étrangement que de croire un tel régime applicable aux goutteux en traitement à Vichy. Autant le goutteux est disposé à faire usage des médicaments qu'on lui prescrit, autant il se montre récalcitrant quand on lui parle de se soumettre à un régime. Mieux vaut instituer un régime qui, s'il ne flatte pas absolument son goût, ne lui semblera pas systématiquement trop draconien.

Le régime sera donc mixte, avec prédominance des aliments végétaux. On permettra seulement au repas de midi un peu de viande, jambon, poisson, viandes de boucherie, en petite quantité. On servira ces viandes de préférence bouillies, en évitant celles des animaux jeunes : veau, pigeon, poulet ; en rejetant les parties gélatineuses (tête, pied, tissu cutané), ainsi que le ris de veau et les cervelles qui apportent des nucléines en abondance. Ce sont là les parties des animaux qui fournissent le plus d'acide urique ou de corps de sa famille.

On n'autorisera les bouillons ou les extraits de viande que très modérément.

On évitera les aliments trop gras et les sucreries.

Sauf le sel, le vinaigre et le citron, tous les condiments sont interdits.

Les œufs sous toutes les formes sont permis.

Le lait est excellent, comme diurétique ; son emploi est tout indiqué pour faire partie du premier déjeuner. Le lait pur n'est pas toujours parfaitement toléré, parfois il détermine la diarrhée. Mais, associé aux potages et aux farines, non seulement il ne provoquera pas ou n'exagérera pas la diarrhée, mais le goutteux s'en accommodera ainsi très favorablement.

Tous les légumes riches en eau peuvent être recommandés ; on s'abstiendra, ou on ne fera qu'un usage exceptionnel, de ceux qui sont riches en acide oxalique (petits pois, haricots verts, oseille, épinards, cresson, rhubarbe en branche, céleri). A. Gautier a revisé le procès de la tomate : « La tomate est défendue à tort aux goutteux — dit-il — lorsqu'elle est bien digérée par leur estomac. Elle ne contient qu'une trace à peine d'oxalates, et ses malates et citrates acides vont alcaliniser le sang ».

L'oignon cuit et surtout cru est très favorable aux goutteux en excitant les fonctions de la peau et en accroissant, par la stimulation du fonctionnement cutané, l'activité respiratoire.

Les légumes verts sont préférables aux légumes secs. Les pommes de terre, les pâtes sont excellentes.

Les fruits acides sont largement autorisés, ainsi que les jus et compotes de fruits cuits : raisins, prunes, oranges, pommes, poires, citrons dont les tartrates, malates, citrates, etc., se transforment dans l'économie en carbonates, qui vont alcaliniser les humeurs et dissoudre les dépôts uratiques.

Le jus de citron, qui jouit d'une grande vogue, a le tort, à haute dose, d'irriter l'estomac.

On modérera beaucoup l'emploi du pain. Le pain acidifie le sang par son phosphore et par son soufre et il apporte, de plus, ses nucléines. Il enrichit donc les humeurs en corps uriques.

Comme boisson, les vins légers, le cidre, la petite bière excitent la sécrétion rénale, pourvu qu'il en soit fait usage avec une grande modération. On n'en consommera pas plus de 150 à 200 grammes par jour.

L'eau pure, et en abondance, est la meilleure boisson des goutteux. L'hypéracidité organique étant la règle chez eux, on comprend qu'il leur soit utile de faire usage des eaux alcalines, même aux repas.

Menu d'un goutteux :

Premier déjeuner. — Lait, 300 grammes et 30 à 40 grammes de pain avec 10 grammes de beurre.

Second déjeuner. — Œufs à la coque, viande grillée ou rôtie, 60 à 150 grammes.

Légumes verts ou pâtes d'Italie, 150 grammes.

Fromage frais, marmelade de fruits, biscuits.

Pain, 100 grammes.

Un verre à Bordeaux de vin blanc pas acide et eau pure en abondance.

Goûter. — Thé léger, 30 grammes de pain et 10 grammes de beurre.

Dîner. — Potage maigre aux légumes.

Poisson blanc ou jambon avec salade cuite.

Fromage frais, crème cuite, oranges.
Pain et boisson comme au second déjeuner.

Aliments interdits. — Hors-d'œuvre, épices, charcuterie, foie gras, gibier faisandé, lièvre, bécasse, fromage fermenté, aubergines, cresson, céleri, châtaignes, nèfles, les fruits huileux, les dattes, les groseilles, les vins généreux, les vins sucrés ou acides, les liqueurs, le thé fort, le chocolat et surtout le cacao.

Régime du graveleux. — Le régime du graveleux est sensiblement le même que celui du goutteux. Le graveleux doit s'interdire, comme le goutteux, les aliments trop riches en nucléine, éviter l'excès de viandes, surtout de viandes jeunes ou gélatineuses. Il doit se priver des aliments riches en acide oxalique : le chocolat, le café, l'oseille, les haricots verts, les épinards, qui favorisent beaucoup la production ou les dépôts d'urates.

Sont recommandés : les légumes herbacés de toute sorte, la pomme de terre étuvée en guise de pain. L'eau pure doit être prise en abondance aux repas. Elle peut être coupée, soit d'une très petite quantité de vin rouge ou blanc, soit de cidre qui la fait mieux supporter. Il ne doit pas être pris plus d'une demi-bouteille de vin par jour.

Dans l'oxalurie, il convient d'éviter avant tout les aliments riches en acide oxalique dont les principaux ont été cités plus haut et ceux qui, comme le lait, apportent beaucoup de chaux et acidifient en même temps le sang.

Tous les aliments excitants, tous les condiments, toutes les substances aromatiques, une alimentation trop épicée ou trop riche en légumineuses ; les liqueurs, les eaux-de-vie doivent être supprimés, comme déterminant des dépôts d'oxalates.

Il faut veiller à la qualité de l'eau potable, à ce que les eaux calcaires soient décalcifiées et à ce qu'il soit fait usage d'eaux à très faible titre hydrotimétrique : eaux de pluie, eaux de sources granitiques.

Régime de l'obèse arthritique. — Le régime doit répondre aux deux indications suivantes : soumettre l'obèse à une ration alimentaire insuffisante et réduire les quantités de boisson sans qu'il souffre de la faim ni de la soif et sans qu'il éprouve le moindre trouble général.

On y parvient en prescrivant une alimentation composée de lait, de préférence écrémé, coupé d'eau ou de thé, de légumes verts, d'une très petite quantité d'œufs et de viande grillée ou rôtie contenant le moins possible de graisse.

Menu d'amaigrissement-type :

Premier déjeuner. — Une tasse de café au lait ou de thé léger et chaud sans sucre ou une tasse de lait avec un croissant ou deux biscottes, et très peu de beurre.

Second déjeuner. — Viande ou volaille chaude ou froide, 100 grammes environ, grillée ou rôtie, sans jus ni sauce, ou poisson cuit au court-bouillon.

Légumes verts cuits à l'eau et assaisonnés avec de la crème ou du bouillon dégraissé (épinards, salade cuite, haricots verts, 200 à 300 grammes, ou même à discrétion). Pas plus de 10 grammes de beurre et peu de sel. Salade ; 30 grammes de pain ou deux biscottes.

Comme boisson, deux tasses à thé d'eau chaude, (300 grammes).

A quatre heures. — Thé très léger ou boisson aromatique quelconque avec, au plus, deux morceaux de sucre.

Dîner. — Pas de potage, deux œufs (s'ils n'ont pas été pris le matin), préparation à volonté, ou 50 grammes de viande ou de poisson, deux ou trois cuillerées de purée de pommes de terre, de lentilles ou d'un féculent quelconque.

Fruits crus. 30 à 40 grammes de pain. Une tasse de 150 grammes d'eau chaude. Renouveler cette quantité d'eau chaude deux heures plus tard.

Aliments interdits. — D'une manière absolue, chocolat, cacao, viandes grasses, cervelas, saucisses ; oie, canard, poissons gras (saumon, carpe, tanche, anguille, etc.), caviar, beurre et aliments gras en général ; et suppression aussi radicale que possible des féculents, pain, sucre, pâtisserie, châtaignes, compotes de fruits sucrés, fromages gras, glaces, crème, fruits très sucrés (abricots, pêches, reines-claudes, dattes, bananes, figues, etc.), toutes les boissons alcooliques.

*
* *

La composition de ces régimes présente des différences trop nombreuses et trop caractéristiques pour qu'ils soient applicables indifféremment aux diverses catégories de malades justiciables des spécialisations de Vichy.

Cependant la *Société des Sciences médicales,* se plaçant évidemment au point de vue de la réalisation immédiate de sa conception diététique, n'a adopté, pour simplifier la tâche de l'hôtelier et préparer l'éducation du malade, que deux régimes-types, modifiables suivant les indications journalières du médecin, le régime A pour les dyspeptiques et les hépatiques ; le régime B pour les diabétiques.

C'est là une innovation importante dont on distingue les sérieux avantages qu'elle procure dans l'hygiène des malades à Vichy. Mais il suffit de jeter un coup d'œil comparatif sur les traits particuliers des régimes qui viennent d'être décrits pour se rendre compte qu'ils ne sauraient s'adapter à la modalité spéciale des diverses grandes classes d'affections traitées à cette station. On ne peut soumettre au même régime des dyspeptiques, des hépatiques, des diabétiques, les goutteux, les graveleux, les obèses, l'état de ces derniers réclamant également une diète appropriée. Ceux qui s'intéressent à la santé des malades et au renom de la station doivent souhaiter que ce *desideratum* soit comblé au plus tôt.

On aurait tort de penser que la complète organisation des régimes spéciaux, si reconnue utile qu'elle soit, va se passer avec facilité. C'est une tâche ingrate qui incombe au médecin d'en imposer l'institution et l'observance. Cette mission exigera de lui une dépense continue d'énergie pour triompher de la résistance intéressée de l'hôtelier et de l'insouciance ou de la force d'inertie coutumière du malade.

On conçoit la résistance de l'hôtelier prévoyant qui aura à faire face à des difficultés de ravitaillement et de service de plus en plus grandes et de plus en plus onéreuses pour aider à l'essor médical et transformer les habitudes de sa table. Quant au malade, il ne se résignera à se soumettre strictement au menu prescrit par son médecin que lorsqu'il sera servi à la table spéciale des régimes. L'application du service à la carte pour le repas du soir qui comporte le plus souvent l'abstinence de la viande et demande toujours à être plus frugal que celui du matin, lequel pourrait devenir le repas principal, faciliterait considérablement la généralisation des régimes spéciaux. Ainsi pourra être réalisé pratiquement un des progrès les plus désirables dans l'hygiène des malades à Vichy. Mais pour atteindre de bon gré ce résultat, il est nécessaire qu'il y ait une entente entre le corps médical et le syndicat des hôteliers, afin de convenir que les prescriptions concernant le régime seront réclamées par le malade lui-même au maître d'hôtel.

II

COMPLÉMENTS DE LA CURE HYDROMINÉRALE. — LES CURES A DOMICILE

Les cures à domicile, à renouveler tous les deux ou trois mois, sont une nécessité pour la plupart des malades venus se soigner à Vichy. Sans attendre de *l'eau transportée l'action vitale* qu'elle exerce à la source, pour des raisons encore très indéterminées, on obtient néanmoins avec cette eau des effets thérapeutiques puissants, grâce auxquels les bénéfices de la cure sont affermis et continués, d'une cure thermale à l'autre, avec un maximum d'efficacité en attendant la guérison apparente ou définitive.

Pendant toute la durée de ces cures à domicile, il est indispensable de suivre le régime approprié à la maladie qui a justifié l'opportunité de la cure hydrominérale à la station.

Le choix de la source n'a plus ici l'importance qu'on lui reconnaît lorsque l'eau est bue sur place. Toutes les eaux du bassin de Vichy peuvent être utilisées avec avantage. L'expérience a paru cependant me démontrer que, dans les affections du foie, l'emploi des eaux chaudes était suivi d'effets plus appréciables que celui des eaux froides. Mais une opinion qui n'engage pas que moi-même, et qui est conforme au sentiment général du corps médical, ce serait de croire à l'efficacité réelle d'une cure à domicile en remplacement d'une cure à la station. La valeur thérapeutique de la première ne peut être envisagée que comme le complément de la cure faite à la source même.

On ne saurait trop être mis en garde contre les imitations d'eau de Vichy qui sont fréquentes, surtout en pays étrangers. Certaines contrefaçons sont offertes au public avec un choix de bouteilles et d'étiquettes et une technique de bouchage et de capsulage si bien imités que la fraude peut en imposer aux mieux avertis, encore que cette eau de Vichy ne soit qu'une simple solution de bicarbonate de soude plus ou moins chimiquement pur et dans une eau sans garantie d'asepsie ou de stérilisation.

Le procédé récent de M. A. Chassevant, facile à employer et d'une grande sensibilité, permettant d'identifier une eau minérale par la mesure de sa résistivité électrique, facilitera désormais, en fournissant la preuve scientifique à l'appui, la répression de cette concurrence déloyale.

Table des Matières

PREMIÈRE PARTIE

Vue d'ensemble de la Station

Chapitre Ier.

Chapitre II.

Chapitre III.

Chapitre IV.

DEUXIÈME PARTIE

Les Spécialisations de la Cure hydrominérale

CHAPITRE Ier.

CHAPITRE II.

CHAPITRE III.

CHAPITRE IV.

MOULINS, IMPRIMERIE CRÉPIN-LEBLOND

www.ingramcontent.com/pod-product-compliance
Ingram Content Group UK Ltd.
Pitfield, Milton Keynes, MK11 3LW, UK
UKHW021106220726
13924UKWH00004B/1536

9 782019 652371